Retrouvez nos prochaines parutions, les ouvrages du catalogue, des interviews d'auteurs et les événements à ne pas rater. Votre avis nous intéresse : dialoguez avec nos auteurs et nos éditeurs. Tout cela et plus encore sur Internet à :

http://blog.editionsleduc.com

17, rue du Regard
75006 Paris – France
E-mail : info@editionsleduc.com
ISBN : 978-2-84899-386-7

MARIE-CLAIRE THAREAU-DUPIRE

COMMENT DONNER À SON ENFANT LE GOÛT D'UNE ALIMENTATION ÉQUILIBRÉE

LEDUC.S
EDITIONS

SOMMAIRE

PRÉAMBULE

Tout a commencé en République centrafricaine auprès des enfants souffrant de la malnutrition. Je me suis déplacée à plusieurs reprises dans le centre nutritionnel de **Nutrition Santé Bangui**. Le médecin responsable de cette association, le Dr Dupire, intervenait avec l'aide de médecins centrafricains pour former les mamans et le personnel médical. Il avait mis en place une formule particulière pour sortir les enfants de la malnutrition : la spiruline associée au poisson. Pour l'Européenne que je suis, cela formait une pâte verdâtre, huileuse, peu appétissante. Je m'habituai peu à peu à son odeur particulière.

La spiruline distribuée aux enfants, mélangée à une sardine à l'huile, était très appréciée ! Son goût fort d'algue verte et sa saveur inconnue faisaient rapidement place à l'agréable sensation de se remplir le ventre. Lorsque l'on a faim, on mange ! Dans la cour attenante, j'entendais les éclats de rire des enfants ; ils étaient rassasiés. Le plaisir culinaire venait ensuite, et petit à petit, ils se régalaient, appréciaient et trouvaient cela bon !

Pour faire face à la malnutrition rencontrée dans nos pays riches, nous avons créé en août 2001 l'association **P.O.M.M.E.S. et Sens*** : Promouvoir, Optimiser, Matérialiser, Motiver l'Éveil des Sens. Elle a pour objectif d'intervenir dans les domaines concernant l'alimentation des enfants, des adolescents et des adultes, ici, chez nous, dans notre pays. Notre population souffre, pour des raisons différentes, de malnutrition, de déséquilibres alimentaires : allergies, surpoids,

* Association P.O.M.M.E.S. et Sens : 4, rue de l'Ancienne-Église, 44830 Bouaye (siège social) ; 45, avenue Louis-Prat, 66500 Prades (bureau) ; www.pommesetsens.net ; pommesmctd@wanadoo.fr. ; tél./fax : 04 68 05 38 52 ou 06 74 58 17 21.

diabète, obésité, anorexie, néophobie... De plus en plus d'enfants rencontrent des difficultés pour s'alimenter. Ils s'enferment avec les aliments faciles, demandant peu de préparation. Ils préfèrent les aliments au goût peu marqué, et le plus souvent sucrés.
Je suis une gourmande, éduquée au plaisir des aliments grâce à la nature, au rythme des saisons et à toutes ces personnes rencontrées qui m'ont ouverte à la gourmandise. Ils ont ralenti mon empressement. Dans le verger de mon grand-père, j'attendais un morceau de la pomme pour la goûter. Je salivais en regardant la peau partir en généreuses épluchures sous la lame aiguisée du canif de mon père. Nous partagions la pomme, pour pouvoir en goûter une deuxième, moins sucrée, puis une troisième, plus acidulée ; nous donnions notre avis.
Ils m'ont donné envie de sentir, puis de goûter les aliments inconnus. Ils m'ont encouragée à déguster des aliments si proches, et pourtant si différents dans leurs saveurs. Ils m'ont appris à développer mon sens critique. J'ai ouvert ma bouche, mais aussi mes papilles, et la curiosité qui les accompagne. Les mots sont ensuite venus pour saisir le plaisir ressenti et le communiquer.
Je travaille au sein de l'association P.O.M.M.E.S. et Sens depuis bientôt dix ans. Convaincue que manger s'apprend, mon rôle est de transmettre cet apprentissage, parfois de rééduquer. Nous aimons le sucré, oui, mais toutes les autres saveurs s'apprennent, c'est une véritable aventure que chaque être humain peut mettre en place. Elle commence le plus tôt possible, dans le ventre de notre mère, et, par la suite, avec les aliments que nos parents nous proposent.

INTRODUCTION

Nous souhaitons voir nos enfants grandir en pleine santé et au maximum de leurs capacités, de leur bien-être. L'alimentation est au cœur de ce développement harmonieux, comme le disait Hippocrate : « Que ton aliment soit ton médicament ! »

Pour grandir et devenir un véritable omnivore, il doit apprendre à manger de tout. Il s'agit donc pour chaque parent de savoir comment nourrir son enfant et de faire au mieux, tout en respectant les différentes étapes. Mais alors… par où commencer ? Quels sont les aliments à privilégier ?

Le petit de l'homme a la particularité de venir au monde sans être terminé ; seul, pendant les premiers mois de sa vie, il ne peut survivre. Pendant cette première période, de 1 jour à 24 mois, il est nécessaire de lui apporter des aliments de qualité qui lui permettront de poursuivre une croissance et un développement équilibrés.

Un peu plus autonome, âgé de 2 ans environ, commence alors pour lui la période des apprentissages ; celle-ci se poursuit jusqu'à l'adolescence. C'est une étape importante ; dans cette tranche d'âge, avant l'adolescence donc, l'enfant apprécie les aliments qu'il connaît. Il ne mange pas un aliment parce qu'il est bon pour sa santé, mais parce qu'il lui plaît ! Il privilégie les saveurs sucrées et peu marquées. Alors comment lui faire aimer des aliments variés et équilibrés ?

Ainsi que le disait le gastronome Brillat-Savarin : « Dis-moi ce que tu manges, je te dirai ce que tu es. »

Les parents occupent une place prépondérante dans cet apprentissage, car ce sont eux qui nourrissent l'enfant dans les premiers mois de sa vie et lui apprennent ensuite à manger. Toutes ces transmissions se concrétisent à partir de nos habitudes, en lien avec notre culture et le plaisir que nous avons à préparer, à déguster les mets.

Tout au long de cet ouvrage, vous allez découvrir des repères sur l'alimentation de l'enfant au travers des différentes étapes de son développement, de 1 jour à 12 ans.

Ce livre se veut très concret, au plus près des difficultés rencontrées dans l'alimentation au quotidien en apportant des réponses simples et appropriées à chacun.

Vous trouverez des recettes au rythme des saisons, réalisables avec les enfants ou par les enfants eux-mêmes.

Enfin, il me semble important de rappeler que l'être humain a la capacité de tout aimer, il s'agit juste de le lui apprendre et, pour cela, d'ouvrir la porte du goût, de l'odorat, du toucher.

Manger doit être, chaque jour, un plaisir permettant d'apprécier des mets simples et des saveurs complexes. Cette histoire commence dans le ventre maternel et se poursuit tout au long de notre vie ; les premières étapes de l'allaitement ou du biberon, puis ensuite la découverte des premiers aliments, en constituent le socle.

Manger s'apprend ! Pour apprécier de nouvelles saveurs et de nouvelles textures, il faut éduquer son palais.

Partie 1

L'alimentation des enfants

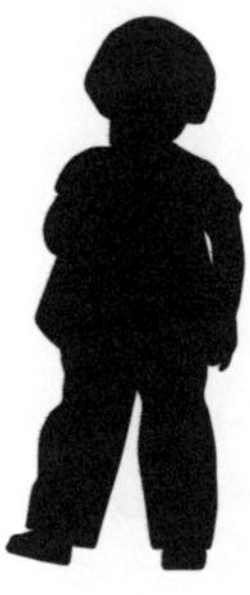

1. LE PLAISIR DE MANGER

L'enfant ne mange pas un aliment
parce qu'il est bon pour la santé,
mais parce qu'il y trouve du plaisir !

Le plaisir de manger, c'est le sentiment que l'on éprouve en mangeant un aliment qui nous contente, sans frein ni culpabilité. Le plaisir se déclenche différemment selon chaque être humain, il est à la portée de tous.

Manger est un acte qui sollicite nos cinq sens : la vue, l'odorat, le goût, le toucher et l'ouïe. L'émerveillement et le plaisir en dépendent, ils s'expriment à l'issue du fonctionnement de nos cinq autres sens. Le plaisir que nous avons à déguster, à nous rassasier, s'active au sein même de cet espace sensoriel. Faut-il ensuite que nous arrivions à en être conscients pour pouvoir en profiter ?

Cette satisfaction est facile à atteindre avec des aliments simples et de bons repères alimentaires, par la connaissance des aliments, de leurs origines, de la façon dont ils ont été préparés avant d'arriver sur la table : par qui ? comment ? Quel sera l'accompagnement ? Le contexte dans lequel ils vont être dégustés contribue pleinement au déclenchement du plaisir.

Pour être plus précis, prenons deux exemples.

Les repas de Coline

« Ma fille Coline aime manger. Le temps du repas est, pour elle, un moment important de plaisir. Elle le manifeste à travers sa gestuelle. Je l'installe confortablement dans sa chaise haute, elle me regarde préparer son repas : de la purée de pommes de terre/brocolis et faisselle de chèvre, puis, en dessert, une pomme cuite. J'écrase une partie des aliments à la fourchette devant elle ; elle regarde tout sans perdre le moindre détail de ce qui se passe. Elle sent que ce plat est pour elle et commence à se manifester avec des soupirs. Je garde l'assiette dans la main pour prendre une cuillère adaptée ; elle me regarde avec de grands yeux. Je mesure son impatience à travers ses petites mains qui, tendues vers le ciel, bougent dans tous les sens, comme lorsque l'on fait les marionnettes. Je lui tends la première cuillerée, elle a la bouche grande ouverte ; cela lui plaît, elle voudrait déjà la deuxième. C'est une gourmande ! »

Marie, maman de Coline, 9 mois.

Pour les plus petits, le plaisir de manger se situe parfois dans la découverte d'un plat sucré ou d'un aliment rassasiant qui atténue la sensation de faim. Ce sont les plaisirs primaires. L'appréciation des aliments plus complexes ne peut se découvrir qu'au contact des adultes. Posez-vous la question : quels sont les mécanismes qui vous ont permis un jour d'apprécier le thé ou le café ?

Le plaisir perçu en nous alimentant est propre à chaque individu, petit ou grand. À nous, adultes, de le transmettre aux plus jeunes, de le stimuler avec des aliments variés et savoureux, car le plaisir du goût s'apprend, s'éduque et évolue au fil du temps.

Et le plaisir s'accroît avec la sensation de faim !

Nous mangeons pour vivre et nous savons tous que la motivation première pour nous mettre à table est la faim. Cette réaction physiologique est primordiale, elle nous permet de répondre aux justes besoins de notre corps. Plus ou moins intense, la sensation de faim s'intensifie dans la durée jusqu'à devenir désagréable et douloureuse ; les jeunes enfants qui ont faim le manifestent vivement. Dans notre société d'abondance, ces sensations corporelles sont importantes, car elles constituent le seul repère adapté à nos besoins. Elles motivent l'apprentissage alimentaire des enfants en facilitant l'appréciation des aliments nouveaux. Elles stimulent l'appétit et sont l'un des moteurs du plaisir que l'on peut avoir en mangeant.

Judith et Anna, deux jeunes Américaines, chez leurs grands-parents français

Âgées de 8 et 10 ans, Judith et Anna sont en vacances chez leurs grands-parents à Font-Romeu, dans les Pyrénées. Lorsque je rencontre ces derniers, ils me disent être catastrophés d'avoir des petites-filles difficiles qui ne mangent pas aux repas, répétant qu'elles n'aiment pas et que, chez elles, c'est mieux ! Le repas à peine terminé, elles ouvrent les placards et prennent quelques gâteaux achetés par leur mamie.

À l'issue de notre échange, ces jeunes grands-parents ont pris conscience de l'importance d'avoir de vraies vacances avec leurs petites-filles, de faire de la randonnée et des repas conviviaux. Une fois chez eux, ils leur demandent de respecter le temps du repas. Ils organisent ensemble des activités et définissent les horaires des quatre repas quotidiens. De son côté, la mamie laisse la réserve de biscuits s'épuiser, sans la renouveler. Le papi va chaque jour acheter le pain pour le petit déjeuner et le goûter. Prises dans le mouvement, Judith et Anna, d'abord un peu surprises, se mettent à table, sans grignotage préalable. Elles ont faim et s'installent avec entrain. Elles rechignent sur certains plats, mais font de vrais repas.

La mamie, que j'ai rencontrée quelques semaines plus tard, était heureuse de leur avoir fait goûter de la sole. Elle constatait fièrement que c'était la première fois qu'elles en mangeaient, mais qu'elles avaient aimé cela !

La faim est une sensation à préserver. Certains enfants conservent en grandissant ce fonctionnement instinctif ; d'autres, sollicités régulièrement par les aliments proposés, mangent sans faim et perdent peu à peu ce repère essentiel à leur bien-être. La faim est plus facile à percevoir que le rassasiement, correspondant quant à lui à la sensation, après un repas, d'avoir suffisamment mangé, d'être bien.

Notre histoire alimentaire commence avec le goût

L'histoire alimentaire de l'enfant commence dans le ventre de sa maman. De nombreuses études montrent que le fœtus est en lien direct avec les aliments consommés par la mère. Les toxines absorbées, telles que l'alcool, la cigarette, les médicaments, passent la barrière placentaire et ont une incidence sur le développement de l'enfant. Il faut donc inciter les mamans à consommer des aliments sains, variés et d'une grande qualité nutritionnelle et gustative.
Le nourrisson possède un potentiel sensoriel hyperdéveloppé, en fonctionnement dès le quatrième mois de grossesse. Les saveurs, les odeurs perçues lors de sa vie intra-utérine constituent ses premiers repères. Un peu plus âgé, il acceptera plus facilement les arômes auxquels il est déjà habitué. Lorsque sa maman déguste un dessert sucré, le liquide amniotique s'imprègne du goût sucré. Le fœtus y est très sensible : on peut, à l'échographie, le voir « téter » et déglutir.
En dehors de cette préférence marquée pour le sucré, le nourrisson peut trouver plaisantes des odeurs qui nous surprennent. Des études récentes montrent que son attirance pour un arôme spécifique, tel que l'anis par exemple, est liée à la consommation de cette plante par sa maman lorsqu'elle était enceinte. Ces empreintes sont tellement fortes qu'elles sont, pour beaucoup d'entre nous, à l'origine de nos préférences alimentaires.

La bouche de l'enfant offre, techniquement, une plus grande disponibilité à l'égard de la perception sensorielle. Les bourgeons gustatifs sont plus nombreux et différemment localisés. Chez le nouveau-né, ils tapissent l'intérieur des joues et la partie inférieure de la langue. Présents dès le sixième mois de grossesse, ils renforcent cette certitude qu'à travers l'alimentation de la mère, puis avec le lait maternel, la sensibilité aux différentes saveurs est déjà mise en place. La régression du nombre de papilles et la modification de leur localisation s'achèveront aux alentours de 6 ans. À l'âge adulte, les cellules sensorielles du goût et de l'olfaction se renouvellent tous les dix jours.
Cette hypersensibilité se retrouve dans le domaine du goût. Nous connaissons les réactions agréables du nouveau-né au sucré, ainsi que ses grimaces lorsqu'une goutte de solution amère ou acide est déposée sur ses lèvres.

SAVOURER, ÇA S'APPREND !

« Manger, boire avec toute la lenteur et l'attention requises pour apprécier pleinement » : telle est la définition du verbe « savourer » selon *Le Petit Robert*, qui souligne combien notre comportement influe sur notre capacité d'appréciation des mets.
Cette activité n'est pas innée, l'apprentissage est nécessaire pour goûter et ressentir les aliments. Il va falloir tenir compte de la personnalité de chacun et de son attitude face à la nourriture. Il est parfois nécessaire de ralentir les goulus afin qu'ils ne se jettent pas sur la bouchée suivante et qu'ils prennent le temps de mâcher, ou de stimuler les endormis, en sollicitant leur ressenti avant la mise en bouche de l'aliment suivant.
Tout ce qui se passe autour du repas : le choix des aliments, la préparation des mets, la décoration de la table, sont des préalables qui permettent au plaisir de se développer.

Lenny apprend à faire durer le plaisir

« À Noël, après sa coupe de cheveux, le coiffeur lui a offert une friandise au chocolat. Devant ce petit paquet enrobé de papier doré, les yeux de Lenny pétillaient, son regard enjoué soulignait son impatience à vouloir glisser le chocolat dans sa bouche, rapidement, pour le croquer et l'avaler. Il me regardait et, en souriant, je lui ai proposé d'attendre d'être à la maison ; Lenny n'était pas d'accord, mais il a accepté de garder la friandise dans sa main et il est rentré à la maison en la tenant soigneusement, sans trop la serrer pour qu'elle ne fonde pas. À la maison, il l'a posée sur la table dans la cuisine et s'est lavé les mains. Ensemble, nous avons regardé la friandise ; le papier d'emballage était très beau ! Lenny a ouvert le paquet et trouvé un escargot couleur marron clair. Je lui ai demandé si c'était un vrai. Il m'a répondu que les vrais escargots, ils n'étaient pas en chocolat !
Il m'a regardée et a demandé : "Alors, je peux le manger ?" J'ai acquiescé et je lui ai répondu : "Est-ce qu'il sent bon ?" »

Marianne, maman de Lenny, 4 ans.

L'abondance des aliments piège notre gourmandise. À l'opposé, la notion de rareté, d'exception, stimule la délectation. Pour l'enfant, mettre le bonbon sur sa langue, prendre le temps de le sucer pour qu'il reste plus longtemps en bouche est difficile. Mais si c'est la seule friandise de la semaine, son attitude sera peu à peu différente, il aura envie de faire durer le plaisir le plus longtemps possible.
Le plaisir est également fonction de l'attention portée à nos cinq sens. Cette vigilance se développe avec l'observation et par la stimulation ; c'est le mécanisme d'Empoesthésie*, que nous développons dans nos activités. Nous venons au monde avec un potentiel sensoriel que nous ne savons pas toujours faire fonctionner. L'association

* Mot grec signifiant « stimulation sensorielle », développé dans la méthode P.O.M.M.E.S. et Sens.

P.O.M.M.E.S. et Sens organise des ateliers à l'attention des enfants et des adultes éloignés de leur perception au point de ne plus capter les informations corporelles, de ne plus ressentir. Elle les aide à réactiver et à rééquilibrer leur fonctionnement sensoriel, et ainsi à retrouver leur bien-être alimentaire.

Avec les aliments qu'il n'aime pas !

Rassurez-vous, rares sont les enfants qui aiment tout ce qu'ils goûtent dès la première fois. Regardez autour de vous et observez leur comportement lorsqu'ils sont invités à déjeuner : lorsqu'ils ne reconnaissent pas un plat qu'ils apprécient habituellement, certains ne veulent même pas y toucher ! C'est après plusieurs présentations différentes d'un aliment que l'enfant commence à se l'approprier. Ainsi, s'il n'aime pas les poireaux, faites-lui-en goûter malgré tout une bouchée de temps en temps. Puis, un jour, au détour d'une conversation, il vous annoncera qu'il apprécie le potage de poireaux et de pommes de terre. Vous serez surpris : une porte se sera ouverte.

LA TRANSMISSION DES SAVEURS

« Nos ancêtres ne l'ignoraient pas
mais ils savaient que l'essentiel
d'un point de vue humaniste
n'est pas de sentir cette variété de saveurs,
mais bien de savoir les transmettre. »
Paul Ariès

L'enfant qui reste sur ses acquis gustatifs demeure dans la douceur du sucré, seule saveur innée. Son éveil sensoriel passe par la découverte et l'apprentissage du plaisir des autres goûts. Cette initiation est primordiale et constitue une véritable ouverture sur le monde.

LE RÔLE DES PARENTS

La relation affective facilite l'éveil aux différentes saveurs. Cela se vérifie auprès du nourrisson et de l'enfant de 2 ou 3 ans lorsqu'il accepte les aliments inconnus ou à la saveur marquée.

Matty Chiva, spécialiste du réflexe gusto-facial, a souligné l'importance de la relation mère-enfant. Il a observé que, lorsqu'il déposait une substance sur les lèvres de l'enfant, la mère accompagnait l'enfant dans sa mimique : la relation entre les deux êtres est telle qu'instinctivement se crée un phénomène d'influence. La mère, sans s'en rendre compte, induit la réaction de l'enfant. Cela devient une contagion émotionnelle. La réaction devient alors mimétisme et la mère, sans en prendre conscience, apprend le ressenti à son enfant et lui transmet la notion de plaisir ou de déplaisir.

Cette relation mère-enfant, qui s'ouvre ensuite au père et à la famille, est fondamentale en ce qui concerne l'apprentissage des saveurs.

ATELIER PARENTS-ENFANTS

Nous sommes une vingtaine, installés autour des tables basses d'une minicrèche : une dizaine d'enfants de 6 à 24 mois et leurs parents. Lors de cet atelier, la consigne est simple : nous profitons de l'heure du repas qui est proche pour découvrir et faire goûter aux enfants des aliments connus ou inconnus, et nous échangeons sur l'apprentissage du goût. Les enfants peuvent toucher, sentir, goûter, cracher ou manger. Nous observons leurs choix et leur fonctionnement. Il y a sur la table, dans des assiettes et à leur portée, du yaourt nature, de la compote de pommes maison sans sucre ajouté, des fruits et des légumes.

Un enfant s'approche de l'assiette de yaourt et la regarde. Il semble attiré et veut goûter ; sa maman, étonnée, nous dit qu'il n'aime pas cela. J'observe l'enfant qui a entendu sa mère ; je lui précise que ce n'est pas grave et qu'il peut goûter malgré tout. À sa grande surprise, l'enfant, après avoir vérifié que cela lui plaît, va chercher

sa chaise et s'installe à côté de l'assiette pour manger le yaourt. Il se régale ! Sa maman le laisse faire et nous fait part de son étonnement. Elle croyait que son petit garçon, n'aimant pas les produits laitiers non sucrés, ne les aimerait jamais !
L'accompagnement des enfants doit se faire dans un climat serein. L'adulte propose à l'enfant de goûter ; si cela est nécessaire, il goûte devant lui, pour le rassurer. Lorsque cette approche est réalisée avec des aliments naturels, crus ou cuits, l'enfant acquiert ses premiers repères : la poire est sucrée, le citron est acide.
Amusez-vous ensuite à réunir ces deux aliments : coupez des morceaux de poire en bâtonnets et recouvrez-les de jus de citron (pour qu'ils ne noircissent pas). Et là, vous regardez, vous goûtez : c'est comment ? C'est bon ? Si c'est trop acide, ajoutez une cuillerée à café de sucre roux ou de miel !
Prenons le temps d'observer ce qui se passe dans notre bouche lorsque nous y déposons un aliment. Tous nos sens sont à l'écoute. La vue nous renseigne sur son aspect extérieur. La somesthésie* nous permet d'en appréhender la forme, le volume, la température en bouche. L'odorat nous rappelle des souvenirs. L'ouïe nous donne le plaisir des sons de l'aliment, de son croquant, son croustillant. Le goût réveille et sollicite tous nos autres sens.
Observons la réaction des papilles gustatives de l'enfant à la chaleur. Face aux aliments chauds ou froids, sa sensibilité est beaucoup plus développée que celle d'un adulte. Sa bouche est toute neuve et seule la rencontre progressive avec de nouvelles saveurs et avec de nouvelles odeurs lui permettra d'avancer dans la découverte des aliments. Un enfant accepte tout ce que vous lui proposez, un autre sélectionne et choisit déjà ce qu'il veut ou ne veut pas manger ; mais tous deux, à leur rythme, peuvent découvrir et apprécier une nourriture variée.

* Le principal système sensoriel de l'organisme humain ; les sensations proviennent de différentes régions du corps : de la peau, des articulations, des tendons...

Proposons-lui des aliments simples, sucrés, salés, acides ou amers, de grande qualité, bien connus de nous, afin de lui permettre d'élargir sa palette des saveurs et des odeurs. Le défi est important : c'est l'apprentissage des gammes qui lui permettra ensuite de reconnaître les aliments et de les accepter avec leurs spécificités.

LA PLACE DES GRANDS-PARENTS

Les grands-parents ont une place de choix dans la transmission des repères alimentaires. Même s'ils n'ont pas forcément l'envie de se transformer en papis ou mamies gâteaux, ils restent cependant une référence affective positive pour de nombreux enfants. Leurs rapports avec leurs petits-enfants sont le plus souvent détendus. Ils n'ont plus en charge le rôle éducatif réservé aux parents, ils peuvent vivre une relation empreinte de découvertes et d'échanges mutuels.

Bon nombre d'entre eux, de cette génération issue des années quarante, ont de bons repères alimentaires constitués de plats de légumes, de viandes, de poissons cuisinés à la maison. Ils connaissent l'origine des aliments, en particulier ceux qui poussent naturellement dans leur région ; parfois, même, ils les cultivent. Ils sont en mesure d'apporter des réponses concrètes aux questions des enfants : d'où viennent les pommes de terre ? C'est quand la saison des cerises ? Comment fait-on de la mousse au chocolat ?

Si, au même âge, ils appréciaient eux aussi les sucreries, les occasions pour s'en régaler étaient moins fréquentes, voire inexistantes. Les céréales sucrées du petit déjeuner n'existaient pas, les viennoiseries étaient une exception. Mais alors, pourraient s'interroger nos jeunes enfants, que prenaient-ils le matin ? Comment faisaient-ils pour vivre sans pâte à tartiner au chocolat-noisette, et sans brioche ? Est-ce qu'ils se régalaient comme les enfants d'aujourd'hui ? Est-ce qu'ils étaient tristes de ne pas connaître ces aliments ? Quels étaient leurs plats préférés ?

Papi et mamie mangeaient différemment, mais ils se régalaient quand même !

Pour les enfants, la découverte des aliments passe par la connaissance de ce que mangeaient leurs grands-parents lorsqu'ils étaient petits. Ils sont très sensibles aux histoires vraies des personnes qu'ils aiment. Leurs habitudes alimentaires, différentes, les interpellent. Entendre parler de tel ou tel aliment leur donne parfois envie d'y goûter. Certains grands-parents sauront prendre une tranche de pain de campagne beurrée pour y déposer du chocolat en poudre, sur lequel il ne faudra surtout pas souffler sous peine de déclencher des éternuements à répétition ; d'autres râperont un carreau de chocolat noir, déposant ainsi une fine couche de copeaux. Tout cela fait partie des souvenirs inoubliables.

Une maman me disait un jour que, lorsqu'elle était enfant, son grand-père lui donnait au goûter une tranche de pain avec du beurre et de la cive (famille de la ciboulette). C'était particulier, mais elle avait appris à aimer cela. Maintenant, lorsqu'elle a l'occasion d'en manger, cela lui semble un régal !

PRÉPARER, CUISINER ENSEMBLE

L'enfant participe volontiers aux activités culinaires, c'est pour lui une façon de regarder des personnes plus expérimentées et d'apprendre à cuisiner tout en réalisant lui-même. Cette participation peut être encouragée en lui proposant des tâches à la hauteur de ses possibilités. En commençant l'apprentissage par des activités simples et rapides, il ne se lassera pas trop vite. Il y a pour chacun une activité possible en cuisine ; pour un début, cela pourrait être des pommes au four qu'il lave dans une bassine, essuie et pique avec une fourchette. Puis cela peut être la réalisation d'une vraie purée maison avec des pommes de terre, du lait, du beurre, du sel et du poivre.

Vous pouvez inciter le plus expérimenté à poursuivre ses découvertes en lui confiant la recette des plats qu'il aime. La réalisation n'est pas toujours simple et le résultat pas toujours conforme à ce qu'il attend ; mais, avec vos encouragements et un peu de motivation, il réitérera ses efforts pour améliorer son plat.

C'est ce modèle de vie concret, proche des saisons, de la disponibilité des produits et de la réalisation des plats qui permet aux enfants de découvrir les aliments et d'ouvrir la porte du goût. Cet apprentissage est instructif : il permet de chercher les ingrédients, de mesurer les quantités, d'apprendre à bien mélanger. Lorsqu'ils ont un peu plus d'expérience, les enfants développent leur sens critique. Certains vont même jusqu'à modifier la recette en l'adaptant au goût de la famille : ils ajoutent un peu de cannelle ou diminuent la quantité de sucre.

Parmi les plats que les 3 à 10 ans aiment cuisiner, on trouve le plus souvent : les pizzas, les frites, les glaces, les jus de fruits, les crêpes, les tartes salées, les gâteaux, les viennoiseries, la compote de fruits, le riz, la purée de pommes de terre. Cette liste est variable selon les enfants, leur âge et leurs habitudes alimentaires. Ne s'y trouvent pas uniquement des desserts ; ils peuvent se motiver pour la réalisation de plats qu'ils aiment ou pour l'utilisation d'un appareil particulier.

L'ÉCOLE, UN LIEU D'APPRENTISSAGE ET DE DÉCOUVERTE

Si la famille est le premier lieu d'échanges, de découvertes et d'acquisition des repères alimentaires, très rapidement l'entourage de l'enfant s'élargit. En effet, dès ses 3 ans, après son passage en crèche ou chez une nourrice, il se retrouve inscrit en petite section à l'école maternelle. Un vaste monde s'ouvre alors à lui, avec ses nombreux échanges, ses apprentissages, ses imperfections et ses merveilles. Commence ainsi l'école de la vie, et l'épanouissement de l'enfant passe également par ces découvertes extérieures.

À l'école ou au centre de loisirs, à travers les enseignements et les activités, l'enfant découvre et apprend de nombreuses choses. Sur le plan des découvertes sensorielles, j'observe que le groupe peut avoir un effet dynamisant, tout particulièrement sur le fait d'oser goûter puis d'apprécier. C'est ce qui s'est passé avec des nèfles lors d'une intervention dans une classe de CE1 sur la découverte des aliments et des saveurs.

À la découverte d'un fruit

La nèfle est un fruit ancien (également appelé « mesle »). J'ai proposé aux enfants de découvrir ce fruit peu connu, qui a la particularité de se manger blet, en novembre. Lorsqu'il est mûr, il devient moelleux. On le mange en aspirant son contenu et en suçant ses gros pépins avant de les recracher.

Devant les enfants qui m'entouraient, j'ai ouvert la nèfle et, avec une petite cuillère, je leur ai fait goûter sa chair marron foncé, à la saveur proche du pruneau et de la châtaigne cuite. Très curieux, ils regardaient tous ce fruit ; une première élève a goûté en silence. Un deuxième a déposé une cuillerée sur sa langue et en a aussitôt exprimé un dégoût ; puis, quelques secondes plus tard, il s'est repris en s'exclamant : « Si, c'est bon ! » Le troisième a apprécié sa texture particulière. Le groupe a alors décidé que ce fruit particulier était bon !

L'apprentissage par imitation est la principale voie d'initiation aux aliments : plus je regarde l'audacieux se régaler, exprimer son contentement et son plaisir envers un aliment, plus cela devient contagieux et me donne envie de goûter. Dans l'exemple ci-dessus, je proposais à ces enfants de regarder la nèfle et de la goûter ; c'est le contexte favorable dans lequel nous étions qui leur a permis d'ouvrir leur porte du goût. Ils ont découvert l'histoire de ce fruit, qui pousse près de chez eux, puis ils l'ont approché, observé et touché. L'ambiance détendue de la classe et la réaction des premiers goûteurs ont encouragé les suivants à les imiter en toute confiance. Ils étaient à la fois curieux et fiers de donner leur avis.

Le mimétisme permet à l'enfant et à l'adolescent d'apprendre, d'acquérir les repères du groupe et de s'identifier à celui-ci. C'est un formidable encouragement à la découverte de l'aliment, si l'enfant ou l'adolescent peut ensuite écouter et exprimer sa propre perception.

Et la cantine !

À l'école, dans ce lieu d'échanges et d'apprentissage, environ 80 % des enfants déjeunent au restaurant scolaire et, s'ils ne déjeunent que quatre jours par semaine, ces temps de repas sont cependant importants. Ils se déroulent le plus souvent autour d'une table regroupant six à huit enfants. Lorsque l'équipe d'encadrement est adaptée, les échanges et la stimulation gustative sont bénéfiques, au point que certains enfants mangent « mieux » à la cantine que chez eux. Il n'y a pas d'enjeu affectif et ils n'ont pas à discuter le menu. Ils goûtent et ils mangent, pour ensuite aller jouer avec leurs copains.

Histoire de Louis et de Liliane

« Louis mange à la cantine chaque midi. Au début, c'était compliqué, car il était très inquiet et ne voulait rien manger. À la maison, les repas ne sont pas toujours simples, car Louis n'aime pas les aliments qui ont une saveur marquée. Il mange souvent la même chose.
J'avais rencontré l'institutrice et le personnel de cantine pour leur faire part de cette difficulté. Et maintenant, depuis ses 3 ans, Louis déjeune au restaurant scolaire et cela ne se passe pas trop mal ! Il goûte un peu et parfois découvre des aliments qu'il ne connaissait pas, et il les trouve bons. Il mange avec ses copains, et puis il y a Liliane, dont il me parle tous les soirs, elle a des cheveux mauves. C'est un peu comme une mamie, elle fait partie du personnel de restauration. Depuis bientôt deux ans qu'il la connaît, Louis a une grande confiance en Liliane, elle le rassure. Quand elle lui dit : "Tu peux goûter, c'est bon !", il veut bien goûter.
Moi aussi je suis apaisée : maintenant, il mange des carottes râpées, des betteraves, du steak haché, de l'omelette, et bien d'autres choses encore. »

Olivia, maman de Louis, 5 ans.

Si, en France, chaque école dispose d'un système de restauration, au quotidien les services proposés ont une grande diversité de fonctionnement. Certains restaurants cuisinent la totalité de leurs menus sur place : c'est la liaison chaude traditionnelle. Mais de plus en plus de structures servent des repas apportés en liaison froide, c'est-à-dire fournis par un prestataire extérieur ou une cuisine centrale, puis réchauffés sur place. Le choix de l'approvisionnement en matières premières est vaste. Des restaurants privilégient l'achat de produits frais et locaux qu'ils préparent avec leur personnel, d'autres se servent en semi-frais ou en surgelés. D'après les accords du Grenelle de l'environnement, dès 2012, 20 % des menus servis devront être issus de produits de l'agriculture biologique. C'est un enjeu important, autant pour notre agriculture que pour la qualité des aliments consommés par les enfants. Certains restaurants appliquent déjà cette orientation, avec le soutien des municipalités.

D'un restaurant scolaire à l'autre, la qualité et le goût des aliments préparés sont donc très variables. Il n'existe pas encore de classement qualitatif des restaurants scolaires ; il est donc primordial que les parents d'élèves soient présents dans les commissions restauration. Le contenu des repas et le fonctionnement des équipes de restauration sont, pour les écoles primaires, sous la responsabilité des commissions restauration des municipalités. Pour les collèges, les restaurants scolaires dépendent du conseil général. Des parents d'élèves siègent dans chacune de ces instances.

La réussite de l'apprentissage alimentaire est étroitement liée à la qualité gustative et nutritionnelle des repas. C'est une priorité de chaque jour. La restauration scolaire doit être un lieu où l'on apprend à manger de tout : des légumes, des féculents... Pour cela, il faut que les haricots verts ou le chou-fleur, lorsqu'ils sont préparés, soient aussi bons que les frites !

Au restaurant scolaire du collège d'Aigrefeuille, la cuisinière prend son rôle très à cœur ; en préparant les repas sur place, elle planifie ses approvisionnements. En début d'année, elle propose aux enfants récalcitrants un peu de légumes (ratatouille, par exemple) avec plus de féculents (riz ou pommes de terre). En fin d'année, en goûtant régulièrement, les enfants se sont habitués ; elle prépare alors une quantité plus importante de ratatouille, et moindre de riz. Dans ce collège, aux environs de 10 heures, les odeurs envahissent la cour de récréation et les élèves commencent à se préparer au repas.

L'alimentation et les cinq sens

S'alimenter est une nécessité pour survivre, mais c'est grâce à nos cinq sens que cela peut devenir l'occasion de se régaler et d'apprécier les mets. Ces deux fonctions différentes – l'une, vitale et l'autre, source d'enrichissement et de plaisir – peuvent, si elles sont bien équilibrées, nous permettre de réguler notre appétit.

LES CINQ SENS

Au départ, tout est simple, c'est un jeu d'enfant ! Le nouveau-né communique avec son entourage en sollicitant ses sens naturellement. Ses premiers repères dans la vie sont issus de sa sensibilité, de son potentiel à ressentir et à capter des messages qui ne sont pas verbaux. Il ne comprend pas les mots, mais s'imprègne du contenu de vos propos. Il vous regarde, observe votre visage, ses grimaces, ses sourires, sa douceur. Il écoute l'intonation et le rythme de votre voix et comprend, à sa façon, le message que vous lui adressez. Pendant les premiers mois de sa vie, son fonctionnement et sa compréhension du monde sont en grande partie sensoriels. Ce fonctionnement, nous le gardons inconsciemment en nous. Il tient une place considérable dans notre alimentation, dans notre vie quotidienne, sans que nous en soyons pleinement conscients.

Les spécialistes du langage le confirment : 90 % de notre capacité à communiquer avec les autres repose sur notre fonctionnement polysensoriel, et 10 % sur notre intellect. L'intonation de la voix, la gestuelle de la personne qui s'exprime, le contact, contribuent à faciliter notre compréhension, à mémoriser le message.

MANGER SOLLICITE NOS CINQ SENS

Observons ce qui se passe avec **la vue**. C'est la première rencontre avec l'aliment ; nous sommes attirés et nous nous laissons séduire. Je me souviens lorsque, enfant, âgée de 8 ans, je regardais mon père préparer la boisson des soirs d'hiver : le citron chaud au miel. Mon regard se laissait capter et provoquait en moi, sans que je puisse le contrôler, une sécrétion de salive et des chatouillis de chaque côté de ma langue, entre ma joue et ma mâchoire. J'avais envie de sourire, mais je faisais la grimace, car c'était aussi un peu douloureux. À la seule vue du citron posé sur le plateau, je plaçais mes mains sous mes oreilles pour atténuer la sensation de douleur, et je m'écriais que cela faisait mal. C'était le résultat d'une sensation complexe, à la fois agréable, car suivie du plaisir de manger le citron, et trop intense, car incontrôlable.
Très tôt, nous aimons ce qui est esthétique ; nous préférons les beaux légumes réguliers, gros, à ceux qui sont difformes ou petits, au point parfois d'en négliger la qualité et le goût, qui demandent plus de concentration et de présence à soi. Le sens de la vue nous apporte des informations, mais nous envahit parfois un peu trop, puisqu'il nous fait préférer ce qui est beau à ce qui est bon. La vue est un sens de communication tourné vers l'extérieur. Avec notre regard, nous sommes attirés par ce qui se passe autour de nous, si bien qu'il nous arrive de ne plus percevoir nos propres sensations corporelles. La sensation de faim est atténuée, le plaisir des aliments en bouche disparaît.

Guillaume, 8 ans,
mange sans s'en rendre compte

Je discute avec les élèves d'une classe de CE1 de leur dîner à la maison. C'est là qu'ils retrouvent l'occasion de goûter et d'apprécier des plats en famille. Certains parlent de l'organisation du repas et de son déroulement : ils se mettent à table, pour la plupart, dans la cuisine devant la télévision, afin que les parents écoutent les informations. Je précise qu'il n'est pas toujours facile de manger et de goûter dans ces conditions. Guillaume lève le doigt pour intervenir et nous raconte : chez lui, il prend souvent son repas en regardant la télévision. Un jour, le programme était tellement passionnant qu'il ne savait plus s'il avait mangé ou non. Il ne se souvenait plus ni de la saveur ni des odeurs des aliments. Son assiette étant vide, il s'était resservi pour goûter.

L'odorat fonctionne différemment, comme une mise en bouche. Dans le jardin, j'effleure le cognassier et son parfum m'interpelle. Je m'arrête et, sans effort, juste en respirant cette suave odeur du coing qui me pénètre et m'envahit, je me laisse transporter. Je me rappelle la pâte de coings dégustée l'année passée. Je retrouve ce parfum délicat et sucré qui me donne envie d'en préparer et d'en goûter de nouveau.

Le toucher me permet de percevoir et de prendre conscience des volumes : les creux et les bosses, le lisse et le rugueux, la douceur et la froideur. Je sens le velouté de la pêche et le glacé lisse de la feuille de laurier. J'observe les enfants de maternelle, installés autour de la table : ils caressent le pâtisson, qui les rassure avec ses douces formes arrondies. Ils promènent délicatement la feuille de sauge à la texture de velours sur leur joue. Leur visage est détendu, c'est comme une caresse, c'est doux.

Il y a aussi du toucher en bouche. Je me souviens de la sensation des bulles des boissons gazéifiées sur les parois de mes joues ou lorsque le chocolat noir, riche en cacao, s'accroche à mon palais ;

sa texture grasse se répand dans ma bouche : c'est à la fois doux au toucher et amer au goût.
Lorsque je croque ou que je mâche, **l'ouïe** me fait entendre des bruits qui me sont agréables. Ils sont des compagnons nécessaires à l'appréciation d'une carotte crue ou d'un biscuit. Je connais la déception de croquer à pleines dents dans une pomme que j'imaginais juteuse et qui s'avère farineuse. Le bruit des autres est gênant ou amusant, un peu comme le ronflement d'un voisin, que l'on supporte ou non !
Le goût est plus complexe. C'est en ouvrant la bouche et en y déposant l'aliment que je vais avoir une impression globale, résultat de la perception de tous mes sens. Le goût se mérite, il nécessite une présence à soi. Cette dernière étape permet de concrétiser l'acte de manger. En sollicitant mes mâchoires et avec l'aide de ma salive, l'aliment m'apporte des saveurs, mais également des odeurs qui se diffusent par la voie rétronasale, à l'intérieur de ma bouche. J'ai un ressenti tactile et somesthésique* des bruits.
Notre espace sensoriel nous permet de découvrir les qualités que dégagent les mets. Plus notre capacité d'écoute est active, plus nous sommes en mesure ensuite de pouvoir apprécier pleinement les aliments. Il est important d'apprendre aux enfants à être à l'écoute de leur fonctionnement sensoriel, de façon qu'ils puissent développer leur potentiel individuel. Leurs repères intérieurs peuvent alors être sollicités pour goûter pleinement et déclencher le rassasiement, ce petit signal qui leur fera reposer la fourchette en se disant : « Oh non, je n'ai plus faim ! » Les enfants exploitent, mieux que les adultes, leurs repères intérieurs ; il est nécessaire de les découvrir avec eux afin qu'ils en prennent bien conscience.
Notre histoire du goût commence dans le ventre maternel et se poursuit durant toute notre existence. Les odeurs, les saveurs

* Somesthésique : sensation d'origine mécanique ou thermique.

rencontrées dans notre petite enfance resteront pour chacun d'entre nous, au fur et à mesure de notre croissance, des repères sensoriels essentiels dans notre vie.

2. LES DIFFICULTÉS RENCONTRÉES PAR LES PARENTS ET LES ENFANTS

Nous vivons dans une société où les aliments disponibles pour notre alimentation sont très nombreux. Ce contexte particulier d'abondance alimentaire est récent (depuis les années 1970). Nos grands-parents n'avaient pas toujours une alimentation variée, et certains d'entre eux ne mangeaient pas toujours à leur faim.

Cette importante offre alimentaire complique notre vie, car nous n'avons pas appris à choisir nos aliments ni à varier notre alimentation. Nos ancêtres nous ont appris à manger en fonction des aliments disponibles autour de nous, au rythme des saisons. Mais comment choisir lorsqu'il y a abondance ? Quels produits privilégier ? Comment s'y retrouver avec tous ces nouveaux aliments ? Et comment savoir ce qui est bon pour soi et pour sa famille ?

Du côté des enfants, les difficultés sont également très présentes. Comment faire pour se mettre à table lorsqu'on n'a pas faim ? Comment résister aux nouvelles friandises alléchantes ? Comment faire pour manger des aliments que l'on apprécie peu ou pas ?

S'alimenter, aujourd'hui, ce n'est pas si facile !

Nous n'avons jamais eu autant d'aliments à notre disposition. Hormis pour les experts qui connaissent les aliments et savent interpréter le contenu des étiquettes, il n'est pas simple de s'y retrouver.

Depuis cinquante ans, l'agriculture et l'agroalimentaire ont réalisé des efforts considérables pour nous permettre de ne plus avoir faim ! Où que nous soyons, dans l'Hexagone et dans le monde, nous pouvons consommer des aliments connus qui nous font envie ! Ces aliments sont-ils sains ? Est-ce qu'ils nous conviennent ? Ce sont les questions qui subsistent face à cette offre alimentaire importante qui nous dépasse.

C'est probablement la raison pour laquelle nous n'avons jamais eu autant de problèmes d'alimentation. Qui ne connaît pas dans son entourage des personnes en surpoids, malnutries, diabétiques ou allergiques ? Manger est devenu un problème de santé publique et l'AFSSA (Agence française de sécurité sanitaire des aliments), créée en 1999, essaie de répondre à ces préoccupations en exigeant des fabricants qu'ils réduisent la quantité de sel et de sucre dans leurs produits.

Dans les années soixante, seuls 20 % de nos aliments étaient transformés et issus de l'industrie agroalimentaire, comme les yaourts ou le saucisson. Aujourd'hui, avec près de 400 nouveaux produits chaque jour dans les rayons des grandes surfaces, ce pourcentage s'élève à 80 %. Les 20 % restants sont des aliments simples, tels que les fruits et les légumes.

Le marché des crèmes glacées

Notre alimentation fait partie d'un vaste contexte économique ; regardons d'un peu plus près comment cela fonctionne pour le marché de la crème glacée.

Les Français sont des consommateurs moyens de crème glacée : 5 litres par an et par habitant. Nos voisins italiens et britanniques

→

(8 litres), ou suédois (12 litres), sont nettement plus gourmands. Pour l'industrie internationale des crèmes glacées, la France est donc un marché potentiel, qu'elle se doit de conquérir. Dans ce but, les industriels sollicitent régulièrement les Français afin qu'ils augmentent leur consommation. Il suffit de regarder autour de soi pour constater, dans chaque grande ville, l'implantation de nouveaux magasins de grandes marques de glaces italiennes ou américaines. Combien d'années leur faudra-t-il ? Arriveront-ils, à force de publicités et d'incitations excessives, à nous faire consommer davantage de glaces ?

Cette sollicitation permanente, pour acheter des sorbets ou des friandises, est difficilement supportable pour les jeunes enfants, qui n'ont pas toujours la capacité de dire non. Ils n'ont ni le recul nécessaire ni la force qui nous permettent, à nous les adultes (et ce n'est pas facile pour nous non plus !), de dire « non, merci » et d'en être satisfaits !

Une chose est certaine : une consommation plus importante de crème glacée ne se fera qu'au détriment de desserts frugaux, issus de notre agriculture régionale, tels que les cerises, les pêches, les nectarines, et bien d'autres fruits d'été.

L'alimentation au quotidien

Chaque être a, dans sa mémoire, au moins une histoire d'alimentation en lien avec un aliment savoureux, l'enfance, une saveur marquée ou un dégoût. Toutes ces histoires soulignent combien, pour chacun d'entre nous, manger est important et s'apprend. L'enfance est la période privilégiée pour acquérir les repères alimentaires ; et pourtant, ce n'est pas simple.

Dans chaque famille, il est des moments où apprendre à manger de tout est difficile, où manger équilibré est compliqué. Cette difficulté est souvent la conséquence d'un dysfonctionnement temporaire lié à

nos histoires de vie : la peur du nouveau, la difficulté à percevoir ses sensations corporelles, la peur de grandir, le besoin de s'affirmer… Il n'y a pas d'enfant parfait ni de parents idéaux. Chaque famille a ses particularités et avance à son rythme avec ses propres richesses, qu'elles soient culturelles ou familiales. C'est parce que l'alimentation nous touche de près qu'il n'est pas toujours facile de reconnaître les problèmes alimentaires de nos enfants. Observons cependant nos difficultés au quotidien ; c'est en essayant de les comprendre que nous pourrons commencer à les résoudre.
N'oublions pas, en lisant les exemples qui suivent, qu'il n'y a pas de bonnes ou de mauvaises méthodes. Il y a juste des parents qui essaient, avec leurs enfants, de trouver des solutions.

DES EXEMPLES AU QUOTIDIEN : COMMENT S'Y PRENDRE LORSQUE…

… IL N'A PAS FAIM LE MATIN ?

MANON N'A PAS FAIM LE MATIN !

« Lorsque nous réveillons Manon afin qu'elle se prépare pour l'école, elle resterait volontiers au chaud sous la couette. C'est un moment très difficile ; elle s'assied sur son lit et ne bouge plus, elle est encore au pays des rêves. Cependant le temps passe et, à 8 h 15, du bas de l'escalier, nous l'appelons à nouveau : "Manon, viens déjeuner, c'est prêt !"
Elle est bousculée, elle s'habille machinalement et descend dans la cuisine. Elle regarde les aliments sur la table. Elle n'a ni faim ni soif, son corps fonctionne encore au ralenti et ne semble pas disposé à prendre quoi que ce soit. Il est 8 h 30, c'est bientôt l'heure de partir pour la classe. Sur notre insistance, elle glisse un biscuit dans son sac pour la récréation de 10 heures. Il faut préciser qu'hier au soir, comme beaucoup d'autres soirs, Manon s'est couchée tard. Elle aime jouer et repousse toujours l'heure fatidique d'aller au lit. À 21 h 30, elle entrait dans la cuisine, à la recherche d'un petit quelque chose à grignoter ! »

Jean et Cécile, parents de Manon, 10 ans.

Dans chaque famille, il y a les couche-tard, qui aiment profiter de leur lit le matin, et les couche-tôt, qui sont matinaux. Dès le saut du lit, ces derniers s'installent à table et déjeunent avec appétit.
Il n'en est pas de même pour les « lève-tard ». Le matin, leur rythme biologique fonctionne encore au ralenti ; il leur faut un certain temps pour remettre en route leur horloge interne. Pour ces enfants, ce supplément de temps nécessaire est d'environ une trentaine de minutes. Cela leur permet d'émerger puis de se préparer. Il est préférable de les réveiller un peu plus tôt, pour leur permettre un réveil sans agression. Ils prennent ensuite le temps qui leur est nécessaire : certains jouent un peu, les plus grands se mettent à lire avant de petit-déjeuner.
La sensation de faim sera d'autant plus présente, le matin, que leur repas du soir sera pris tôt, vers 19 heures ou 19 h 30 au plus tard. Le dîner terminé, il est essentiel de les inciter à ne rien avaler avant le coucher. Cela repousserait d'autant leur sensation de faim le lendemain.
Ce n'est pas une question de quantité de sommeil, mais de rythme biologique à respecter. Notre vie sociale et active commence dès le matin. Il est important pour les enfants d'être présents et à l'écoute, en capacité d'apprendre et de mémoriser.
Les collations prises lors de la récréation ne sont pas adaptées à ces besoins. Elles sont prises tardivement et sont le plus souvent riches en graisses et en sucres rapides !

… IL REFUSE DE MANGER DES LÉGUMES ?

Péma n'aime pas les légumes

« Toute la famille est à table et, comme chaque soir, Péma annonce qu'elle n'aime pas les légumes, que ce n'est pas bon et qu'elle ne veut pas en manger ! Je suis à ce point fatiguée de l'entendre que, certains soirs, je lui prépare un plat de pommes de terre, ou tout →

autre aliment qu'elle préfère. Cette attitude entre nous (mère-fille) énerve considérablement les autres membres de la famille, qui considèrent que ce régime de faveur ne peut plus durer.
Plus jeune, Péma a essayé de manger des légumes, mais les poireaux avec leur texture fibreuse, et le potimarron avec son goût de châtaigne, cela ne lui plaisait pas du tout. Au point qu'à plusieurs reprises, elle a failli régurgiter. Très inquiète, je ne supportais pas de ne pas la voir manger ; je me suis mise à lui préparer des petits plats.
Cette aversion pour les légumes s'est généralisée au point que, sans même connaître le légume présenté et sans l'avoir goûté, Péma déclare que ce n'est pas bon et qu'elle n'aime pas les légumes. »

Françoise, maman de Péma, 6 ans.

L'apprentissage alimentaire est parfois difficile. C'est alors une étape délicate pour l'enfant, et pénible pour les parents. Cependant, la situation n'est pas définitivement bloquée. Il est nécessaire de rassurer Péma en lui montrant qu'il y a des légumes qu'elle aime : certains légumes crus, ceux qui ont une saveur plus sucrée, comme la tomate ou les carottes. Elle doit retrouver une certaine confiance et observer que son dégoût n'est pas définitif, qu'il peut se transformer. En goûtant deux ou trois cuillerées du plat à chaque fois qu'il y a des légumes, elle pourrait s'y habituer petit à petit, et à son rythme. Il ne s'agit pas, pour l'instant, d'aimer le plat proposé, mais juste de le goûter, car c'est en essayant l'aliment qu'un jour elle pourra l'aimer.
Lorsque c'est possible, ses parents cuisinent des plats complets, à partir de différents légumes et d'un peu de viande : par exemple, des haricots verts accompagnés de carottes et de pommes de terre, avec un morceau de jambon blanc. Péma peut ainsi choisir les quantités, mais goûter à tout.

… IL MANGE TOUJOURS LA MÊME CHOSE ?

NATHAN N'AIME PAS QUAND LES ODEURS SONT TROP FORTES

« Depuis ses 18 mois, Nathan sélectionne ses aliments. Il distingue nettement ceux qui lui plaisent et ceux qui le dégoûtent. Cette aversion est importante, puisqu'il préfère sauter un repas plutôt que de manger ce qu'il n'aime pas. Lorsqu'il apprécie un plat, par exemple la semoule de couscous épicée, il en réclame. Il serait prêt à ne manger que cela pendant des jours, au point, finalement, de s'en lasser et de ne plus en vouloir. Lorsque le dégoût s'installe, il recherche un nouvel aliment qui pourra le rassasier, comme les pâtes.

Il nous inquiète, car il semble malheureux avec les aliments et à l'idée de se mettre à table. Régulièrement, il se bouche le nez, car les odeurs sont trop fortes. – Je suis angoissée à l'idée de l'inscrire au restaurant scolaire à la rentrée », dit sa maman.

Paul et Marion, parents de Nathan, 2 ans et demi.

Nathan est un enfant atteint de néophobie alimentaire. Sa peur du nouveau l'entraîne à refuser les aliments inconnus ou peu connus. Son angoisse est telle qu'il mange les plats aimés jusqu'à l'écœurement. Pour l'ensemble de la famille, cette étape, difficile à vivre, demande beaucoup d'énergie et de patience.

Pour manger un aliment, il faut ouvrir une porte : la porte du goût. Cela nécessite d'avoir confiance dans l'aliment et, pour cela, de se l'approprier. Cette étape se concrétise à partir de nos cinq sens, et le plus souvent sans que nous en prenions conscience. Pour Nathan, hypersensible, il est essentiel de favoriser cette découverte alimentaire en sollicitant sa propre perception et en respectant son rythme afin de faciliter sa progression.

Cela peut se mettre en place quotidiennement avec des aliments aimés. Nathan aime l'huile d'olive : il est possible de partir à la découverte de cet aliment, qui renferme de multiples parfums et saveurs, pour stimuler son potentiel et ouvrir son odorat. Il s'agit de favoriser la confiance de l'enfant dans l'espace où il est bien. Dans le cas présent, ce serait lui faire découvrir et déguster les diverses huiles d'olive possibles. Ensuite, l'apprentissage alimentaire passe parfois par des associations alimentaires surprenantes : ainsi, Nathan pourrait, par exemple, associer l'huile d'olive aux carottes et autres aliments à apprivoiser.

… IL GRIGNOTE ENTRE LES REPAS ?

BAPTISTE EST GOURMAND ET IL AIME MANGER

« À 17 heures, lorsqu'il rentre de l'école accompagné de Mélanie, sa grande sœur âgée de 13 ans, il pose ses affaires et s'installe pour le goûter. Il se débrouille le plus souvent tout seul, car Mélanie n'aime pas qu'il la dérange, et puis elle ne prend pas toujours de goûter. Il ouvre le réfrigérateur et choisit ce qui lui plaît : un dessert au chocolat et un paquet de gâteaux. Il regarde la télévision et goûte. Après une heure de télévision, il va faire ses devoirs. Il m'attend, je rentre vers 19 heures ; parfois, au moment où j'arrive, il mange du pain. Puis, lorsque je prépare le plat avec lui, il picore le gruyère et les raisins en mettant la table. »

Pierre, papa de Baptiste, 9 ans.

À l'école, avec ses copains, Baptiste vit sa vie pleinement. À la maison aussi il a des occupations, mais il attend qu'on le prenne en charge ou, du moins, qu'on lui accorde un peu d'attention. Pour combler cette attente, il s'occupe comme il peut : il mange ! Il mange en regardant la télévision, en attendant son père, en préparant la table, pour rompre son ennui, et, surtout, il mange sans s'en rendre compte. Pour Baptiste, le grignotage n'est pas un instant de plaisir ni un instant nécessaire pour satisfaire la faim. C'est une mauvaise habitude qui s'installe, qui est d'avoir toujours à portée de la main ou de la bouche de quoi manger. Ainsi, peu à peu, la nourriture prend de plus en plus de place et comble un vide d'activité ou le vide de la maison.

Il est possible de lui apprendre à organiser ce temps disponible. Le choix du goûter est important. En effet, jusqu'à environ 13 ans, l'enfant choisit les aliments qu'il aime et ce n'est pas toujours une nourriture adaptée à ses besoins. Les parents de Baptiste peuvent l'aider à choisir des aliments plus rassasiants. Il prendra le temps de les apprécier dans la cuisine ou en plein air, sans la télévision ! Le reste du temps peut être aménagé avec des activités diverses de décontraction ou un peu de télévision, mais sans grignotage.

… IL A PEUT-ÊTRE QUELQUES KILOS EN TROP ?

CAPUCINE NE SAIT PAS RECONNAÎTRE LES SIGNES DE SATIÉTÉ

Capucine est en CE2, elle est inscrite à la danse, qu'elle pratique chaque mercredi. Elle ne grandit pas beaucoup. Ses parents viennent consulter, car leur entourage proche leur rappelle régulièrement que Capucine est un peu « forte ». Eux n'y avaient pas prêté trop attention ; ils pensent qu'elle va s'affiner en grandissant.

« Capucine est l'aînée de nos trois enfants, elle prend son rôle de grande sœur très à cœur. Nous lui faisons confiance, elle est sage et responsable. Nous travaillons tous les deux et nous sommes bien occupés.

Le soir, en rentrant de l'école, elle ne prend pas toujours de goûter. Lors du dîner familial, qui s'éternise souvent, elle mange de tout. Elle aime rester à table avec nous. Nous mangeons bien et notre repas est peut-être trop copieux ? C'est pour nous un moment de décompression. »

Capucine ne sait pas ce que sont ni la faim ni le rassasiement. Elle mange de tout lorsqu'on lui propose. Elle semble éloignée de ses sensations, comme si elle vivait dans un corps endormi.

Charline, maman de Capucine, 8 ans.

Capucine mesure 1,34 mètre et pèse 36,7 kg. Son indice de masse corporelle (IMC) est de 20,4. Ce chiffre seul ne veut pas dire grand-chose ; pour être significatif, l'IMC doit être inscrit sur la courbe correspondant à l'âge et au sexe de l'enfant (cette courbe se situe dans le carnet de santé). Les parents de Capucine ont bien fait de consulter ; actuellement, plus d'un enfant sur deux en surpoids deviendra un adulte obèse. Du fait de son âge, elle est encore dans une phase de croissance ; il est possible de stabiliser son poids et d'intervenir sur l'alimentation familiale.

Capucine est éloignée de ses sensations corporelles, il faut donc lui permettre de renforcer ses perceptions, avec une activité physique un peu plus intense. Avec la danse, qu'elle aime, elle sentira son corps bouger et sera plus près de ses sensations physiques. Elle doit également apprendre à exprimer ses ressentis.

Sur le plan alimentaire, ses parents peuvent structurer les repas sur la journée, et renvoyer Capucine à ses sensations : « As-tu faim ? Est-ce que c'est bon ? Pourquoi ? » Il est possible d'intervenir sur l'alimentation en établissant des repas équilibrés, pas trop riches en graisses, pour l'ensemble de la famille.

… IL EST GOURMAND, IL MANGE TROP VITE ?

AXEL MANGE À TOUTE VITESSE

« Axel aime les sucreries. Lorsqu'un bonbon lui est offert, son impatience le pousse à le glisser dans sa bouche rapidement, ensuite il le croque et l'avale. Dix secondes plus tard, les mains et la bouche vides, il en voudrait un autre. Sa déception est grande. Il observe sa sœur qui savoure consciencieusement sa friandise. Il se met à pleurer, car il n'en a plus et il en veut un deuxième. Il ne sait pas ralentir son empressement pour pouvoir apprécier. Tout petit déjà, il "avalait" son biberon. Sa maman essayait de le ralentir lorsqu'il prenait ses repas, mais ce n'était pas facile, il semblait affamé. »

Nico, papa d'Axel, 4 ans.

Comme nous le rappelait Brillat-Savarin, n'est pas gourmand qui veut !
Axel est un enfant goulu, qui doit s'initier à la gourmandise. Il sait que c'est bon, mais il n'a pas encore appris à faire durer le plaisir gourmand. Cela nous rappelle que la gourmandise s'éduque en commençant par ralentir son empressement et en observant ses sensations. Il est nécessaire de lui apprendre la patience. Regarder le bonbon : est-il beau ? quelle est sa couleur ? Puis, lorsque le bonbon est sur sa langue, le sucer pour qu'il reste plus longtemps en bouche. C'est difficile de ralentir…
Je connais des adultes et aussi des enfants qui ne savent plus apprécier l'instant. Lorsqu'ils dégustent une pêche, ils n'apprécient pas, ils regardent la deuxième qu'ils vont manger ensuite. Il s'agit d'apprendre à apprécier et à s'initier aux plaisirs des aliments qui réveillent les papilles et l'odorat. Cela se concrétise lorsque les aliments sont dans notre bouche. La mastication permet aux saveurs de se libérer ; en s'associant à la salive, elles pénètrent dans nos papilles et nous ressentons la douceur du bonbon, le piquant du radis… Les émanations volatiles libérées viennent chatouiller nos narines, et ça sent la fraise ou la fleur d'oranger.

… IL NE MANGE PAS DE FRUITS ?

HISTOIRE DE CAMILLE, 12 ANS, RENCONTRÉE DANS SA CLASSE DE CINQUIÈME

Camille aime les desserts, mais elle ne mange jamais de fruits. En effet, lorsqu'elle est à table, elle termine son repas par un yaourt, une compote ou un biscuit. Ce n'est pas qu'elle n'aime pas les fruits, mais il faut les éplucher ou les laver et, pour elle, c'est trop contraignant. Les oranges laissent une odeur et un produit collant sur les mains, qui est désagréable. Avec son appareil dentaire, elle ne peut pas croquer dans une pomme, et cela ne lui viendrait →

pas à l'idée de l'éplucher, car elle ne sait pas le faire et ça prendrait trop de temps ! Les poires, elle pourrait en manger, mais elles sont pleines de jus et ça coule partout. Parfois, elle mange quand même une banane ou une clémentine, parce que c'est facile à éplucher. Elle savoure aussi de l'ananas, parce qu'il est en boîte. D'ailleurs, elle finit par me demander, avec tous les jus de fruits qu'il y a, quel est l'intérêt de manger des fruits !

Petite, Camille n'a pas appris à éplucher des fruits ; alors, en grandissant, il n'est pas plus facile de s'y mettre. Camille n'en sent pas la nécessité puisque, à la maison ou au self du collège, il y a d'autres desserts disponibles.

Pour répondre à sa question sur l'intérêt des fruits frais, voici quelques informations. Ce sont des aliments crus qui, bien conservés et de proximité, sont source de vitamines, de minéraux, d'oligo-éléments, de fibres et autres nutriments très bons pour l'organisme. Lorsqu'ils sont transformés, en jus, cuits, ils perdent beaucoup de leurs qualités nutritionnelles et organoleptiques.

On ne peut transmettre ce plaisir de manger des fruits sans éprouver soi-même un réel bonheur à les éplucher, à les savourer. Sans pesticides, la pomme se croque, et c'est une bonne façon d'apprendre à l'apprécier. L'autre solution est de l'éplucher ; c'est une contrainte qui disparaît avec l'habitude et un très bon couteau. Éplucher des pommes s'apprend, en réalisant de belles épluchures et en dégustant différentes variétés de fruits pour susciter la gourmandise. Vous pouvez vous rapprocher des productions locales de pommes et de poires en allant les cueillir directement dans des vergers. En bonne compagnie, les enfants transforment cette tâche en instant de plaisir.

À travers ces sept cas, j'ai voulu apporter quelques éléments de réponse aux préoccupations qui reviennent le plus souvent. J'espère que, pour toutes les autres questions concernant l'alimentation des enfants et de la famille, vous trouverez, dans la deuxième partie de cet ouvrage, des pistes concrètes, des repères qui faciliteront votre quotidien.

N'hésitez pas à faire part de vos interrogations, à parler d'alimentation. Depuis ces dernières années, les aliments ont beaucoup évolué, notre style de vie également, et l'alimentation ne doit pas rester un sujet inquiétant. À travers l'alimentation, ce sont nos habitudes, notre culture que nous transmettons au compte-gouttes, jour après jour, à nos chers enfants.

Partie 2

Les solutions et les bons réflexes alimentaires

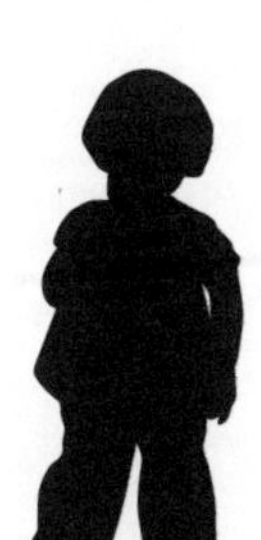

L'alimentation du nouveau-né est une préoccupation importante pour ses parents, elle suscite de nombreuses interrogations : quels sont les aliments à privilégier pour favoriser son développement ? Dans quel ordre faut-il commencer la diversification alimentaire ?

Cette seconde partie du livre détaille, de manière très concrète, l'alimentation de la période du nouveau-né au grand enfant. Les parents y trouveront les repères alimentaires de base, les étapes importantes à respecter et quelques recettes simples permettant de faire face aux différentes phases du développement de l'enfant.

Nous avons séparé cette période de l'enfance en deux étapes :

– **De la naissance à 2 ans** : période importante où le nourrisson se transforme pour devenir un enfant. Sa taille et son cerveau croissent considérablement, ses besoins sont cruciaux ; il a faim et sait le manifester. Il appréhende son environnement et communique avec ses cinq sens ; il développe des capacités motrices et psychomotrices.

– **De 2 à 12 ans** : l'enfant poursuit sa croissance et son développement. C'est la période des apprentissages : du langage, de la lecture, mais également de l'alimentation. La priorité est de lui apprendre à aimer des aliments qu'il ne connaît pas encore et qui semblent parfois bien éloignés de lui.

3. L'ALIMENTATION DE LA NAISSANCE À 2 ANS

Pendant ces deux premières années, en tenant compte de la personnalité de votre enfant, de votre propre culture et de votre histoire alimentaire, vous allez petit à petit lui faire découvrir les aliments qui lui permettront de grandir.

Le plaisir de manger n'est pas inné, il s'apprend. C'est pourquoi la période de la petite enfance est extrêmement importante. Les sens de l'enfant sont en éveil et au maximum de leurs possibilités, ils ne demandent qu'à être sollicités. Son odorat est hypersensible, ses papilles gustatives vont s'imprégner à jamais de ces aliments qu'il découvre avec vous et qui le réjouiront plus tard.

Jusqu'à 2 ans environ, l'enfant exprime peu ses préférences gustatives. S'il a faim et jouit d'une bonne santé, il mange ce que l'adulte lui donne. Dans un tel contexte, il refuse rarement la nourriture. Occasionnellement, il peut détourner son attention vers un aliment qu'il aperçoit devant lui et se désintéresser de la nourriture que vous lui proposez. C'est pour lui le moyen de nous montrer qu'il reconnaît un fruit ou un dessert qu'il aime. Sa curiosité naturelle l'incite à ouvrir docilement la bouche pour satisfaire sa faim et découvrir ce que vous lui présentez.

Une bouche toute neuve

Le nouveau-né possède une hypersensibilité en matière de perception sensorielle. C'est le seul moyen dont il dispose pour s'informer et établir une relation avec son environnement. Ses sens sont tous en éveil pour appréhender et goûter la vie. Un enfant en bonne santé, ne présentant aucune maladie génétique particulière, a la capacité de développer tous ses sens, à son rythme. À nous de relever le défi, en tant qu'éducateurs, et de lui permettre d'acquérir le plaisir de goûter.
On peut distinguer, sur le plan de la sensibilité gustative, trois groupes d'enfants : les hypergueusiques, qui ont une très grande sensibilité perceptive ; le groupe moyen ou « normal » ; les hypogueusiques, qui perçoivent peu les saveurs. La sensibilité gustative est en lien étroit avec la réactivité émotionnelle. Elle permet aussi d'expliquer la manière dont les habitudes alimentaires se prennent. Nous naissons avec un matériel sophistiqué sans mode d'emploi. À nous de le découvrir en grandissant, avec l'aide indispensable de la mère et du père.

À sa naissance, le nouveau-né a une réelle attirance pour le sucré qui, tout en lui permettant d'assurer sa survie, lui procure des sensations agréables. Toutes les autres saveurs lui sont inconnues. Il va les découvrir au travers d'une alimentation qui se diversifie peu à peu, et les apprendre pour ensuite pouvoir les aimer. En douceur, cette découverte des autres goûts constitue une véritable ouverture sur le monde.

La bouche de l'enfant va évoluer, ses papilles gustatives vont se renouveler. Si, au départ, elles tapissent toute la bouche, elles vont ensuite se modifier pour se rapprocher, vers 6 ans, de la bouche de l'adulte. À maturité, les papilles gustatives se renouvellent tous les dix jours environ.

L'apprentissage du goût se fait aussi par le dégoût. Rappelez-vous votre enfance, lorsque vous n'aimiez pas certains aliments qui vous écœuraient. Les sensations organoleptiques déplaisantes vous faisaient rejeter l'aliment. Depuis toujours, l'homme sélectionne ainsi au travers des odeurs et du goût ce qu'il sent être comestible pour lui. Avec le temps, certains aliments qui vous dégoûtaient deviennent ensuite agréables, tels que les endives cuites et le poivron, par exemple. Goût et dégoût sont étroitement liés. Celui qui n'exprime pas de dégoût n'accède pas au goût.

L'introduction des nouveaux aliments

« Les intestins et l'estomac
de l'enfant sont tendres et faibles,
les boissons et les aliments
les blessent facilement. »
Pu Ji Fang

Dans cet environnement d'aliments multiples et variés, il est primordial de respecter le rythme de leur introduction dans l'alimentation du jeune enfant. Le mode d'alimentation doit être simple, pour vous qui avez peu de temps et pour lui qui en est au stade important de la découverte de la nourriture.

Dans la première période, lorsque l'alimentation lactée est en place, l'enfant dispose de tous les nutriments nécessaires à sa croissance. Il n'y a pas d'urgence, l'entrée des aliments se fait donc en douceur avec comme seul objectif la découverte : ils sont plus consistants, avec des saveurs et des odeurs plus marquées, leur texture est différente.

Cette découverte sera plus facile à partir d'aliments aimés de la maman, connus de la famille. Les odeurs et les saveurs découvertes dans le liquide amniotique et le lait lui sont familières. L'enfant y est déjà sensibilisé par l'intermédiaire du lait maternel, qui varie en fonction de l'alimentation de la maman : il est ainsi plus ou

moins gras ou parfumé en fonction de son repas. L'enfant se délecte ainsi de saveurs subtiles et variées qui font le goût du lait. Seuls la texture, la température et l'aspect peuvent être nouveaux.
La confiance du nourrisson, et plus tard celle du jeune enfant, envers sa maman et son papa reste le point essentiel. Elle lui permet d'accepter des aliments nouveaux et différents. Les efforts qu'il réalise à chaque repas sont considérables. La faim et la curiosité vont l'inciter à ouvrir la bouche. Il accepte d'y mettre des substances parfois inconnues, surprenantes de par leur texture, leur forme, leur couleur, leur odeur et leur goût.
Cette appropriation des nouveaux aliments est une étape importante, qui peut être plaisante. Elle est d'autant plus aisée qu'elle se réalise avec des aliments naturels et simples, tels que les fruits et les légumes de saison. La découverte de l'acidité se fera avec une demi-cuillerée de yaourt non sucré ou de la faisselle de chèvre, juste pour goûter, en lui rappelant que c'est bon, mais que c'est acide !
L'ensemble de ses réactions ainsi que votre sens de l'observation doivent vous permettre de lui faire découvrir progressivement et à son rythme les aliments de base tels que les légumes, les fruits, les céréales, les viandes et les poissons. Sans aucun ajout, pas de risque qu'il y ait trop de sel ou trop de sucre ! Il suffit de proposer l'aliment (une pomme ou un abricot) préalablement goûté par vous-même, et ensuite de le faire sentir et goûter pareillement. L'enfant est curieux et il ne demande qu'à apprendre. N'hésitez pas à faire part de vos sensations : est-ce bon ? L'enfant acquiert ainsi en vous regardant des repères sur les aliments et les multiples sensations qu'ils dégagent.
Le temps du repas devient peu à peu un instant privilégié, comprenant les temps de préparation et de dégustation.
Pour manger des produits frais, la préparation est inévitable, mais elle n'est pas bien longue si l'on en reste à une cuisson simple. Il s'agit, à titre d'exemple :

- d'éplucher et de couper les pommes de terre et les carottes en petits morceaux ;
- de cuire les aliments à l'étouffée ou à la vapeur ;
- de les écraser au presse-purée et d'ajouter une cuillerée à café d'huile de première pression à froid.

La préparation prend environ dix minutes ; la cuisson, vingt minutes. La cuisson à l'étouffée est idéale pour des produits sains, puisqu'elle concentre la saveur des fruits et des légumes sans les abîmer.

Pour manger et déguster, l'enfant a besoin (comme nous) de calme et de temps. Le repas du soir est peut-être, si vous le faites garder à l'extérieur, le seul de la journée que vous lui préparez et qu'il prendra en votre compagnie. C'est un instant qui doit être chaleureux. Toute la famille parle de sa journée. Le dîner devient un moment privilégié pour écouter ce qu'a vécu le petit, le moyen ou le grand, et découvrir ce qui fut important pour chacun d'entre eux.

À QUEL ÂGE COMMENCER LA DIVERSIFICATION ALIMENTAIRE ?

Celle-ci peut commencer à partir du quatrième mois, en douceur ; il s'agit juste de découvrir et de goûter, puisque l'enfant est nourri au lait.

La diversification alimentaire peut commencer à la demande de l'enfant. Lui, qui après son dernier repas dormait bien jusqu'au lendemain, se réveille au cours de la nuit ou plus tôt le matin, comme si la consistance habituelle de son repas ne lui suffisait plus. Il faut alors introduire un aliment plus consistant. S'il est nourri au biberon, ce sera un peu de crème de riz (facile à digérer), mélangée au lait habituel.

La tendance actuelle, motivée par le risque d'intolérances ou d'allergies alimentaires, préconise de repousser cette découverte à 5, 6 ou

7 mois. Personnellement, je trouve dommage de ne pas profiter du potentiel de l'enfant qui manifeste l'envie de sentir et de goûter. Restons cependant prudents et évitons certains aliments allergisants tels que : œuf, arachide, lait de vache, poisson, moutarde, sésame, kiwi, soja.

Soyons également vigilants en privilégiant des aliments naturels, le plus souvent de proximité et connus, sans traitement chimique de synthèse ni conservateurs. Il est préférable de commencer la diversification avec un peu de carottes du jardin ou de culture biologique préparées à la maison, et de repousser l'introduction des aliments complexes, tels que les farines.

Histoire de Maxime, 6 mois

Maxime est un beau bébé, souriant et gourmand. Je le rencontre pour la première fois lors d'une émission de télévision sur la diversification alimentaire. Devant moi, sa maman lui prépare un biberon à base de lait maternisé et de farine. Du fait d'un léger surpoids, les quantités sont comptées. Maxime boit son biberon goulûment et le termine avec, dans le regard, l'expression de celui qui en voudrait un peu plus. Je suis surprise, car son repas est déjà terminé. Je demande s'il a commencé à manger des purées de fruits ou de légumes. Devant mon air étonné par sa réponse négative, sa maman m'explique que, pour limiter les risques d'allergies, il lui a été conseillé de ne pas commencer à diversifier l'alimentation de Maxime. Maxime ne boit que du lait.

Je lui demande le contenu de son biberon. Elle précise qu'elle a mis de la poudre de lait et un mélange de farines pour bébé. Je regarde le paquet : c'est un mélange de quatre céréales, additionné de compléments vitaminiques et minéraux. Je lui explique que la diversification alimentaire a déjà commencé pour Maxime, avec l'introduction de ce mélange de céréales. C'est une diversification avancée et complexe, puisque l'estomac de Maxime découvre soudainement une dizaine d'ingrédients en même temps !

Pour cet enfant curieux, qui regarde avec de grands yeux et sent, la bouche ouverte, la poire que je lui tends, il est grand temps d'ouvrir la porte du goût. Il est prêt à goûter et à manger des aliments naturels légers, qui faciliteraient son éveil. Devant son envie manifeste de goûter et ses yeux pétillants, sa maman a compris qu'il fallait commencer à introduire des aliments simples et de qualité. Cela contribuerait à la mise en place d'une alimentation saine et diversifiée, sans risque de surpoids.

LES PREMIÈRES DÉCOUVERTES SENSORIELLES S'EFFECTUENT DANS LE MILIEU FAMILIAL

Vous allez reprendre votre travail et, régulièrement, devoir déposer votre enfant en collectivité ou chez une nourrice. Il vous faut trouver un mode de garde qui vous convienne et une personne en qui vous ayez toute confiance. L'enfant passe parfois plus de dix heures dans un lieu différent de sa maison ; l'ambiance des repas et ce qu'il va y manger jouent un rôle important dans son éveil nutritionnel et gustatif.

Différents modes de garde se présentent à vous. Sur le plan alimentaire, certaines structures collectives privilégient la logistique et le budget au détriment de la qualité nutritionnelle et gustative des matières premières. À l'opposé, d'autres structures, conscientes de l'importance d'une alimentation de qualité, sollicitent des producteurs locaux, parfois en agriculture biologique.

La nourrice que vous avez choisie joue également un rôle important dans l'éducation nutritionnelle de votre enfant. Ce qu'elle va lui donner lors des repas, la manière dont elle prépare la nourriture ; tout cela doit être discuté préalablement à votre décision. N'hésitez pas à lui faire part de vos souhaits concernant l'alimentation de l'être cher que vous lui confiez. Le déroulement du repas et son contenu font l'objet d'échanges quotidiens avec la nounou. La

connaissance des menus de la semaine hors de la maison vous permet d'équilibrer l'alimentation de votre enfant.
La famille reste, surtout les premières années, le point d'ancrage affectif, le lieu d'acquisition des repères. C'est à ce titre que l'éducation nutritionnelle et sensorielle vous appartient. À l'extérieur, votre enfant s'adapte à ce que les adultes lui proposent. Il a compris qu'il n'avait pas le choix, puisque vous travaillez, et il accepte ce cadre. Chez vous, c'est chez lui ; le poids affectif important l'amène à prendre ses marques. Il mémorise ce qui est bon pour lui.
C'est tout le travail d'éveil sensoriel qui permettra à votre enfant, plus tard, d'apprécier un produit pour sa saveur particulière.

QUELQUES REPÈRES POUR INTRODUIRE LES NOUVEAUX ALIMENTS

L'introduction de nouveaux aliments s'effectue progressivement, sur plusieurs mois, sur deux, voire trois années. Prenez votre temps en vous référant au tableau d'introduction des aliments mois par mois (p. 69) ou global (en annexe).
La carotte et la pomme sont les aliments des premières découvertes. La carotte est peu énergétique, très sucrée au goût et facile à digérer. Pour ces raisons, elle est bien acceptée par l'enfant. La pomme, riche en eau, peut se manger dès le plus jeune âge, crue ou cuite. Second avantage pour ces deux produits : vous les trouverez dans nos régions presque toute l'année.
L'introduction des nouveaux aliments se fait :

- soit à votre initiative (car vous allez reprendre le travail) – en milieu de journée, à midi ou au goûter, dans le but de respecter la relation affective lors de la tétée (ou du biberon) du matin et du soir ;
- soit à la demande de l'enfant (car il réclame plus tôt le matin) – en fin de journée, lors de son dernier repas, avec un aliment plus consistant.

L'enfant découvre les saveurs une à une, aliment après aliment, pour les reconnaître et les mémoriser.
Prenez le temps qu'il faut pour introduire les nouveaux aliments. L'appareil digestif du nourrisson doit s'habituer à une alimentation différente. Digère-t-il bien ? Observez sa peau, ses selles.
Prenez votre temps ; la première étape de la diversification n'a pas pour objectif de manger, puisqu'il est nourri au lait : c'est la découverte des aliments, de la cuillère. S'il n'est pas prêt, attendez quelques jours.
L'enfant ne craint pas la monotonie alimentaire, il aime les préparations très simples. Ce qui peut vous paraître fade ne l'est pas pour lui. Lorsque l'aliment est accepté, on peut y apporter quelques variations. Par exemple, une purée de carottes, servie un jour, sera différente le lendemain en y ajoutant un peu d'huile d'olive.
Son approche de la nourriture se fait avec l'odorat, le toucher, la vue, le goût et l'ouïe.
Évitez les aliments à l'odeur très marquée ou provoquant des troubles digestifs : les choux, les épices fortes, les oignons.
Pour garder et préserver ce plaisir du goût, du « bien-manger » et de la santé, évitez toute la première année (et le plus longtemps possible, jusqu'à ses 3 ans) le sucre, le sel et les ingrédients raffinés (plats préparés, friandises au chocolat, céréales sucrées, pâtes à tartiner…).

L'alimentation la première année

C'est une grande étape. Pendant toute cette première année, l'enfant va découvrir l'alimentation lactée, puis, peu à peu, une alimentation plus solide et différente tant sur le plan de la présentation, à la cuillère, que sur celui de la nourriture elle-même. Les aliments existent, il peut les regarder, les toucher. En bouche, il découvre une texture, des odeurs et des saveurs différentes, plus intenses.

Pendant sa première année, le nourrisson est réceptif à ce qu'on lui propose. Il accepte de manger, d'autant plus qu'en vous observant, il comprend qu'il va se régaler. L'apprentissage se fait par mimétisme : l'enfant observe les réactions de sa maman et apprend que ce qui est bon est agréable en bouche, que ce qui est acide provoque des grimaces. Cet apprentissage sera plus difficile à réaliser quelques mois plus tard. En effet, passé l'âge de 2 ans, l'enfant met en place un autre niveau de relation. Il exprime un besoin plus grand d'autonomie et accepte plus difficilement ce que vous lui proposez. Les possibilités de blocage sont plus importantes et l'ambiance familiale risque d'être plus tendue.

DE 0 À 3 MOIS : RIEN QUE LE LAIT

Dois-je allaiter mon bébé ? C'est une interrogation importante pour de nombreuses femmes en fin de grossesse. Le monde moderne nous donne la possibilité de choisir entre le sein et le biberon, puisque des laits dits de substitution existent. Un rapide regard en arrière nous montre que cette décision ne nous appartient pas complètement. Selon les périodes, nous subissons les pressions de la mode et de notre entourage, qui font, pour des raisons économiques et personnelles, la promotion du biberon ou de l'allaitement.
Une chose est certaine, la décision n'appartient qu'aux futurs parents. Pour allaiter, la mère doit se sentir prête et en avoir envie. Le père doit également être partie prenante dans l'allaitement. S'il voit comme un soulagement de ne pas avoir à donner le biberon, la mère de son enfant sera, elle, peut-être moins disponible et plus fatiguée. Le soutien du père, très important, consiste à rassurer et à faciliter le repos.

Rares sont les femmes qui regrettent d'avoir allaité. L'allaitement, de si courte durée soit-il, leur permet de transmettre le meilleur avec le lait des premières heures, riche en anticorps : le colostrum*.

L'ALLAITEMENT

La nature a bien fait les choses : comme tous les mammifères, les femmes qui accouchent ont dans les 48 heures une montée de lait pour leur permettre de nourrir leur bébé et assurer sa survie. Ce lait est qualitativement adapté. Instinctivement, si on lui présente le sein, le nourrisson, d'abord guidé par son odorat, puis par sa bouche, va prendre l'aliment qu'il sent lui convenir.

Le lait de la mère : l'aliment top pour le bébé !

- Qualitativement, il contient tout ce qu'il faut pour permettre de lutter contre les premières infections en transmettant les anticorps de la mère : moins de rhino-pharyngites, moins de diarrhées. Il est plus digeste, impliquant donc moins de coliques et de régurgitations. Il est antiallergique : pas d'asthme ni d'eczéma.
- Il est adapté à la croissance de l'enfant.
- Sur le plan gustatif, c'est la continuité dans la perception des saveurs découvertes durant la grossesse. De fait, le liquide amniotique se modifie selon l'alimentation de la mère. Le lait n'a jamais le même goût. Sa saveur change à chaque fois que la maman mange des aliments différents.
- Affectivement, il permet un contact chaleureux, peau à peau.
- En pratique, il est prêt à l'emploi, servi à température du corps. Le bébé régule la quantité de lait dont il a besoin par l'intermédiaire de la succion.

---

* Le colostrum, sécrété par la glande mammaire, contient l'immunoglobuline A, qui recouvre les muqueuses de l'estomac et des intestins comme un film protecteur. Il protège l'enfant des substances allergisantes et possède des propriétés antibactériennes.

Sachez cependant que la quantité de lait produite par la mère dépend de son alimentation, de sa fatigue et de son état psychologique. Pour la maman, les choses ne sont pas toujours aussi simples. La reprise rapide d'une activité professionnelle n'encourage pas l'allaitement. Pour de nombreuses femmes, l'allaitement, ou plutôt son démarrage, apparaît difficile. C'est un savoir-être qui se transmettait autrefois de mère en fille (en vivant sous le même toit, ce qui facilitait les choses) et qui, aujourd'hui, ne s'apprend pas à l'école. Allaiter est un plaisir, mais il faut parfois de la persévérance. L'entourage doit soutenir la maman fatiguée et faire preuve de patience et d'écoute. Des structures* existent maintenant dans les maternités ou en dehors de celles-ci pour aider les mamans et répondre à leurs questions.

Quelques conseils pour allaiter

Le lait que vous offrirez à votre bébé est fabriqué à partir de votre alimentation ; vous devez donc manger sainement et consommer des aliments variés et de grande qualité.

Mettez le bébé au sein le plus tôt possible après l'accouchement. Dans les premières heures qui suivent sa naissance, le bébé a un réflexe de fouissement maximal qui favorise la première mise au sein. Ensuite, lorsqu'il sait téter, proposez-lui le sein chaque fois qu'il pleure et environ toutes les trois heures. Après l'effort de l'accouchement, c'est l'approche mutuelle des corps.

Installez-vous confortablement. Que vous soyez allongée ou assise, le bébé sera en bonne position pour prendre le sein, sa bouche en face et à hauteur du mamelon.

* La Leche League : BP 18, 78620 L'Étang-la-Ville ; tél. : 01 39 584 584 ; www.lllfrance.org
Action pour l'allaitement : 19, rue Dahlain, 67200 Strasbourg ; tél. : 03 88 27 31 72 ; www.action-allaitement.fr

Chaque enfant a son rythme et ses besoins propres ; il faut cependant respecter le temps de la digestion entre deux tétées et, pour cela, attendre au moins deux heures et demie.
L'allaitement mixte entraîne une baisse progressive de la lactation (le sein est moins sollicité) et, de ce fait, constitue une étape du sevrage.
L'alimentation de la femme allaitant doit être variée et de grande qualité. Le lait maternel est produit à partir de la nourriture et des réserves maternelles. Sa composition en acides gras, par exemple, est influencée par l'alimentation de la mère. En mangeant quatre fois par semaine du poisson (maquereau, rouget, etc.), elle peut transmettre à l'enfant les acides gras polyinsaturés (les fameux oméga 3) nécessaires à son développement et à la constitution de son cerveau.
Pendant l'allaitement, comme pendant la grossesse, il faut continuer à s'alimenter avec des produits variés de qualité, frais et biologiques, regroupant les légumes, les fruits, le poisson, la viande et les céréales. Vous devez absorber deux à trois litres d'eau par jour pour produire une quantité de lait suffisante. Pour favoriser la lactation, vous pouvez boire un petit verre par jour de bière brune peu alcoolisée ou des infusions de fenouil.
Certains aliments difficiles à digérer pour la maman le sont aussi pour l'enfant. Vous éviterez les choux, les oignons, les épices fortes et les boissons excitantes (café, thé et alcool). Votre enfant peut avoir des érythèmes fessiers si vous consommez des fruits et des légumes acidifiants.

LES LAITS INFANTILES

Dans certains cas, par choix personnel ou pour des raisons médicales, la mère ne peut allaiter et a donc recours au lait infantile issu de l'industrie. C'est un aliment lacté de substitution, réalisé à partir de lait de vache ou de protéines de soja, dont la composition est modifiée. Il subit des ajouts de vitamines, de minéraux et autres nutriments indispensables afin de se rapprocher au maximum du lait de la femme. Il est cependant plus ou moins bien toléré par l'enfant ; pour cette raison, il n'est pas à privilégier.

Il existe toute une gamme de laits, différenciés selon l'âge du nourrisson et selon leurs spécificités :

- préparations classiques ou biologiques (de 0 à 4 mois), appelées « laits 1er âge » ;
- laits de suite classiques ou biologiques, appelés « 2e âge » (de 6 à 12 mois) ;
- laits de croissance (de 10 mois à 3 ans) ;
- laits antireflux ;
- laits hypoallergéniques (HA) ;
- laits à base de soja.

Nous n'aborderons pas ici les laits médicaux distribués sur avis d'un médecin et réservés à certains cas particuliers.

Nous privilégions le lait maternisé issu du lait de vache en production biologique. Cependant, lorsque l'enfant a des antécédents familiaux d'allergie, ou s'il ne supporte pas ce lait maternisé, il est parfois nécessaire de lui administrer un lait hypoallergénique. Fabriqué industriellement, cet aliment sans lait fait appel à des protéines hydrolysées, donc prédigérées, pour permettre leur assimilation par le nouveau-né.

LES AUTRES LAITS D'ORIGINE ANIMALE OU VÉGÉTALE

Il existe de nombreux autres produits d'origine animale ou végétale qui peuvent entrer dans l'alimentation du nouveau-né. Ils seront donnés sous forme de lait, en particulier lorsqu'il y a des intolérances au lait de vache, et serviront à partir du cinquième mois à la préparation des bouillies lactées.

Le lait de jument

De par sa composition, proche du lait maternel, c'est un bon palliatif pour les enfants qui ne peuvent être allaités par leur maman. Il semble profitable dans les cas d'eczéma. Il convient pour des nourrissons souffrant d'intolérance ou d'allergie aux protéines de lait de vache ou de soja. Les principales difficultés restent l'approvisionnement, le coût et l'utilisation, si on ne veut pas détruire ses qualités nutritionnelles exceptionnelles.

Le lait de chèvre

Il est plus proche du lait maternel que le lait de vache et semble bien toléré par les nourrissons. De par sa composition, il est plus facile à digérer et convient aux personnes sensibles. On le trouve auprès des producteurs et dans les magasins de produits diététiques. Attention cependant à la dérive qui encourage certains producteurs à intensifier leur production de lait de chèvre et à développer l'élevage hors sol, au détriment de la qualité.

Le lait de soja

Encore appelé « filtrat de soja », il est préparé à partir des graines de soja. On le trouve transformé industriellement dans les magasins de produits diététiques et biologiques. Il est important de s'assurer qu'il est exempt d'OGM. Il doit être consommé de temps en temps, sans excès et dilué lors des premiers mois, car il est très riche en protéines et plus ou moins bien toléré par l'enfant.

Le lait d'amande

Il peut être réalisé à partir de la purée d'amandes ou d'une préparation en poudre appelée « lait d'amande » que l'on trouve dans les magasins de produits diététiques. C'est un lait facile à digérer, mais qui ne peut être proposé qu'au moment du sevrage. On peut l'utiliser à la place du lait de vache pour les bouillies uniquement, car il est incomplet en acides gras.

Les laits de céréales

Il s'agit de laits de blé, d'avoine ou de riz. Ce dernier semble le mieux toléré ; il est recommandé aux enfants allergiques au gluten, au lactose et aux corps gras animaux. Ce sont des laits très sucrés que les enfants apprécient facilement. Ils ont une très faible valeur nutritive et ne peuvent en aucun cas remplacer un lait maternisé ou un lait de vache.

Pendant la première année, l'organisme de l'enfant ne supporte pas facilement le lait de vache naturel. Sa composition et sa richesse en protéines le rendent particulièrement difficile à digérer et allergisant. Il peut être consommé avec modération à partir de la deuxième année, si l'enfant le tolère. Privilégiez le lait frais issu de l'agriculture biologique, que vous faites bouillir vous-même. Vous constaterez que son goût change selon les saisons. Gardez la crème qui se forme à la surface du lait lors de l'ébullition, elle peut servir à l'accompagnement des légumes cuits à l'étouffée ou à la vapeur. Ce lait se conserve cinq à six jours facilement. Lorsque l'approvisionnement est irrégulier, il faut apprendre à consommer d'autres produits et alterner avec les yaourts de brebis, la faisselle de chèvre ou la purée de fruits. Je précise ici qu'alterner ne veut pas dire mélanger les laits. Vous devez rester vigilant, surtout avant 6 mois, et éviter les changements de lait.

DE 4 À 5 MOIS : SES PREMIERS REPAS

Un bébé nourri au sein reçoit tous les nutriments nécessaires à sa croissance. La diversification peut réellement commencer à partir de 6 mois ; mais, pour des raisons d'éveil au goût et aux différentes textures, c'est parfois à partir du quatrième mois que l'on fait découvrir de nouveaux aliments.

La situation est bien différente lorsque votre enfant n'est pas ou plus nourri au sein, lors de la reprise d'une activité professionnelle par exemple. Le lait maternisé, qu'il boit jour après jour, a toujours le même goût : quelle tristesse ! Il est donc souhaitable de l'éveiller à de nouvelles saveurs. Vous pourrez commencer avec des jus de fruits frais ou de légumes que vous préparerez vous-même. Le démarrage se fait avec une demi-cuillerée à café de jus de fruits frais, dilué à 50 ou 70 % selon que la saveur du fruit est forte ou non dans la bouche de bébé. Pour garder au fruit toutes ses qualités organoleptiques, vous n'ajouterez jamais de saccharose (sucre). N'oubliez pas que, jusqu'à cet instant, il ne connaissait que l'aliment lacté.

Pendant toute la première année, la découverte des aliments (couleur, aspect, saveur, odeur, texture) prend une place primordiale dans la vie de l'enfant. La nature est bien faite : si l'enfant est en bonne santé, il est affamé et curieux à l'heure du repas. Il ouvre grand la bouche, prêt à goûter les nouveaux aliments pour satisfaire sa faim. Sa préférence pour certains produits viendra à la fin de cette première année ; pour l'instant, c'est l'âge idéal pour une découverte tout en douceur.

LES RÉACTIONS DE VOTRE BÉBÉ

Votre enfant ne peut savoir ce qui est bon pour lui. Lors de la mise en place d'une alimentation diversifiée, son corps est sollicité d'une manière différente. Il peut être amené à réagir aux aliments. Observez la peau et les selles de bébé : vous saurez si l'aliment a été bien digéré et accepté par son petit organisme. A-t-il des selles très molles ? Est-il constipé ? Sa peau a-t-elle une réaction inhabituelle : rougeurs, boutons ? Ce langage du corps vous permettra de savoir si vous avez fait le bon choix. Plus vous proposerez des aliments simples et connus, fruits et légumes de saison de votre région, plus son organisme les acceptera facilement.

L'INTRODUCTION DE NOUVEAUX ALIMENTS : À LA DÉCOUVERTE DES SAVEURS UNE À UNE

Le sucré, comme nous l'avons vu précédemment, est une saveur connue et appréciée de l'enfant. Vous pouvez poursuivre son apprentissage avec les subtiles sensations du sucré et, pour cela, vous commencerez par lui faire découvrir le sucre naturel des aliments. Ainsi, les carottes sont sucrées et seront facilement acceptées par l'enfant, malgré le stress qu'il peut ressentir à passer de la nourriture liquide à la nourriture solide et du biberon à la cuillère.

Une fois cette transition effectuée, vous pouvez commencer son éducation gustative. Cette période correspond à la phase très importante d'identification des aliments (leur saveur et leur odeur) et de leur reconnaissance par l'organisme.

C'est bébé qui le demande ! Bébé est nourri au lait depuis sa naissance : allaitement maternel, allaitement mixte ou allaitement artificiel. À 4 mois, il prend quatre ou cinq repas par jour. Mais votre enfant grandit, lui qui ne se réveillait plus la nuit se met à réclamer. Force est de constater qu'un complément est nécessaire.

Lorsque vous lui donnez le biberon, son premier aliment complémentaire est apporté le soir, sous forme de farine. On parle de farine, mais il s'agit en fait de crème de riz, céréale sans gluten et très facile à digérer. Celle-ci peut être utilisée sous forme instantanée et rajoutée directement dans le biberon ou délayée et cuite dans un peu d'eau à laquelle vous rajouterez le lait du biberon.

Lorsque vous donnez le sein, le premier aliment peut être une purée de légumes (carottes) ou de fruits (pommes) sans adjonction de sel, de sucre ou d'épices.

Une fois votre décision prise, vous devez vous y tenir et lui donner régulièrement ce nouveau produit pendant quelques jours, en observant ses réactions. L'enfant n'est pas comme l'adulte, il ne va pas trouver monotone d'avoir de la purée de pommes crues ou cuites, faite maison, cinq jours de suite.

Exemple d'introduction de la purée de fruits

Lundi au goûter : tétée et purée de pommes (1 ou 2 cuillerées).
Mardi au goûter : tétée et purée de pommes (2 ou 3 cuillerées).
Mercredi au goûter : tétée et purée de pommes (2 ou 3 cuillerées).
Jeudi au goûter : tétée.
Vendredi au goûter : tétée et purée de pommes (2 ou 3 cuillerées).
Samedi au goûter : tétée et purée de pommes (3 ou 4 cuillerées).
Le **dimanche**, vous pouvez lui en donner environ 50 à 100 g (6 à 10 cuillerées), selon son appétit. Observez ses réactions : la purée est acceptée, bébé semble même l'apprécier, les selles sont correctes. Vous pouvez continuer une semaine encore et, la semaine suivante, vous proposerez un autre fruit (poire ou pomme-poire).
Entre les repas, proposez toujours de l'eau, très occasionnellement des jus de fruits pressés frais, type jus de raisin, jus de pomme, dilués avec l'équivalent en eau lorsque vous commencez l'introduction.

Exemple d'organisation des repas sur une journée

Lorsque vous allaitez, choisissez la tétée pendant laquelle vous avez le moins de lait pour introduire un aliment complémentaire.

Repas	1er repas : 7 heures	2e repas : 12 heures	3e repas : 16 heures	4e repas : 19 heures
Au sein	Tétée	Tétée	Tétée + purée d'un fruit ou d'un légume	Tétée
Au biberon	Biberon lait infantile	Biberon lait infantile	Biberon lait infantile	Biberon lait infantile + céréales (crème de riz) en complément dans le biberon

Vous êtes en mesure, après l'introduction d'un aliment nouveau, d'observer votre enfant et ses réactions. Ce schéma va ainsi s'organiser jour après jour sur les prochains mois. C'est, par exemple, une fois qu'il se sera familiarisé avec la purée de carottes que vous lui ferez découvrir les courgettes.

Exemple d'introduction des aliments sur cinq semaines

Repas	1er repas : 7 heures	2e repas : 12 heures	3e repas : 16 heures	4e repas : 19 heures
1re semaine	Tétée ou biberon lait infantile	Tétée ou biberon lait infantile	Tétée ou biberon lait infantile Purée de pommes	Tétée ou biberon lait infantile
2e semaine	Tétée ou biberon lait infantile	Tétée ou biberon lait infantile	Tétée ou biberon lait infantile Purée de pommes	Tétée ou biberon lait infantile Purée de carottes
3e semaine	Tétée ou biberon lait infantile	Tétée ou biberon lait infantile Purée de carottes	Tétée ou biberon lait infantile	Tétée ou biberon lait infantile et crème de riz
4e semaine	Tétée ou biberon lait infantile	Tétée ou biberon lait infantile Purée de carottes	Tétée ou biberon lait infantile Purée de pommes	Tétée ou biberon lait infantile et crème de riz
5e semaine	Tétée ou biberon lait infantile	Tétée ou biberon lait infantile Purée de courgettes-carottes	Tétée ou biberon lait infantile Purée de pommes	Tétée ou biberon lait infantile et crème de riz

La purée de légumes et de fruits est toujours finement mixée et distribuée en petite quantité les premières fois.

Pour la préparation des repas, utilisez toujours des aliments simples, naturels et non transformés. Ayez sous la main quelques légumes (carottes, courgettes), quelques fruits (pommes, poires), de l'eau de source et de bonnes céréales (crème de riz ou crème d'avoine) ; ainsi, la préparation prendra peu de temps et l'alimentation sera facile et peu coûteuse.

DE 5 À 6 MOIS : INTRODUCTION DE NOUVEAUX ALIMENTS

Votre enfant a maintenant 5 mois ou plus. L'introduction des premiers aliments étant faite, vous pouvez poursuivre la découverte des saveurs avec les aliments ci-dessous.

LES ALIMENTS POUVANT ÊTRE CONSOMMÉS À PARTIR DE 5 MOIS

Les céréales	Céréales complètes biologiques, finement moulues (type crèmes ou farines) et cuites. Sans gluten : riz, millet, maïs, sarrasin, avoine.
Les légumes	Crus sous forme de jus, ou cuits à l'étouffée ou à la vapeur. Carotte, courgette, navet nouveau, chou-fleur, brocoli, épinard, potimarron.
Les fruits	Cuits ou crus, sous forme de jus ou râpés. Pour éviter l'oxydation, préparez les fruits juste avant leur consommation. Pomme, poire, banane, melon, coing, framboise.
Matières grasses et autres aliments	Huile vierge de première pression à froid. Tournesol*, olive. Purée d'amandes. Fromage frais de chèvre (faisselle).

* L'huile de tournesol ne doit pas être chauffée.

Après l'introduction d'un nouvel aliment, aussi digeste soit-il, observez toujours les réactions de l'enfant.

Exemples d'une journée alimentaire

L'enfant consomme 150 à 200 g par repas selon son appétit, auquel il faut s'adapter. Il n'y a pas de quantité précise. L'enfant de cet âge sait encore réguler la quantité dont il a besoin. Il se peut qu'il mange peu au cours de son deuxième repas ; il se rattrapera au suivant.

Repas	1er repas : 7 heures	2e repas : 12 heures	3e repas : 16 heures	4e repas : 19 heures
Exemple 1	Tétée ou biberon lait infantile	Purée de légumes et purée d'amandes	Tétée ou biberon lait infantile Compote de fruits crus ou cuits	Tétée ou biberon lait infantile et crème de riz Purée de légumes
Exemple 2	Tétée ou biberon lait infantile	Purée de légumes Fromage frais de chèvre	Lait d'amande. Compote de fruits crus ou cuits	Tétée ou biberon lait infantile Purée de légumes épaissie avec de la crème d'avoine

La purée de légumes et de fruits est toujours finement mixée.

Lors de la préparation des repas, continuez l'exploration des produits nouveaux en ajoutant en complément de la purée d'amandes ou de sésame, ou de l'huile vierge de tournesol de première pression à froid ; ce, toujours après en avoir vérifié la tolérance par l'enfant.

Lorsque les fruits sont bien acceptés, vous pouvez ajouter de la crème de riz, de la crème d'avoine ou autre (voir tableau précédent : « Les aliments pouvant être consommés à partir de 5 mois ») :

- soit en fin de cuisson des fruits (vous ajoutez, avec un peu d'eau, 2 cuillerées d'une céréale cuite pour épaissir la purée de fruits) ;
- soit au moyen de 2 cuillerées d'une céréale cuite dans l'eau, que vous mélangez ensuite à la purée de fruits crus.

DE 6 MOIS À 1 AN

L'éventail des produits que votre enfant peut consommer s'élargit. Jusqu'à 12 mois, privilégiez toujours les aliments faciles à digérer.

LES ALIMENTS POUVANT ÊTRE INTRODUITS APRÈS 6 MOIS

Les céréales	Céréales complètes biologiques, farines ou semoules cuites, sans faire de mélanges. Le blé, l'orge. Le pain biologique.
Les légumes	Crus ou cuits à l'étouffée ou à la vapeur. Pomme de terre, blanc de poireau, haricot vert, tomate, céleri, artichaut. Les légumineuses (à partir de 8 mois).
Les fruits*	Cuits ou crus, sous forme de jus ou râpés. Pour éviter l'oxydation, préparez les fruits juste avant leur consommation. Les fruits secs : abricot, pruneau, figue (à partir de 10 mois).
Protéines animales**	De temps en temps et en petite quantité. Viande (veau et poulet) et poisson (à partir de 9 mois). Jaune d'œuf cuit (1 fois par semaine maximum).
Matières grasses et autres aliments	Fromage blanc, yaourt de brebis.

* Les fruits d'été doivent être donnés avec modération. Ils sont acides et à l'origine d'érythèmes fessiers et de diarrhées.

** L'apport en protéines animales se fait progressivement : deux fois dans la semaine au début et en faible quantité ; une petite cuillerée à café la première fois. À titre d'exemple : 15 g par repas à 8 mois et 25 g par repas jusqu'à 12 mois.

Des selles nauséabondes sont le signe d'une mauvaise assimilation des protéines. Cela peut être dû à une surconsommation ou à une mauvaise digestibilité de la viande ou du poisson. Il peut être nécessaire de bien mixer les aliments (s'ils ne peuvent être mastiqués suffisamment) ou d'en réduire la consommation.

Exemples d'une journée alimentaire

Repas	1er repas : 7 heures	2e repas : 12 heures	3e repas : 16 heures	4e repas : 19 heures
Exemple 1	Tétée ou biberon lait infantile	Purée de légumes Fromage frais de chèvre	Tétée, ou biberon lait infantile, ou lait d'amande Compote de fruits crus ou cuits	Tétée ou biberon lait infantile et crème de riz Purée de légumes
Exemple 2	Tétée ou biberon lait infantile	Purée de légumes Poisson maigre ou viande	Fromage blanc ou yaourt de brebis Compote de fruits crus ou cuits	Tétée ou biberon lait infantile Purée de légumes épaissie avec de la crème d'orge ou d'avoine

Aliments et transit

Il faut savoir que :

- l'avoine, le pain complet, le miel, les figues, les pruneaux, les pommes cuites, le jus d'orange, le jus de raisin et le sucre fermentent facilement et provoquent des diarrhées ;
- le riz, le pain rassis, les pommes crues, les coings, les myrtilles et les carottes améliorent le transit.

Comment faire lorsqu'il ne veut pas d'un aliment ?

GASTON, 10 MOIS, N'AIME PAS LE CHOU-FLEUR

Gaston mange de tout, des fruits et beaucoup de légumes. En revanche, il referme la bouche à la deuxième cuillerée de chou-fleur : il n'en veut pas. L'odeur est peut-être trop forte ? La semaine suivante, je renouvelle l'expérience en lui proposant l'aliment avec une carotte et une pomme de terre. Je lui présente les aliments coupés en petits morceaux pour qu'il les prenne avec ses mains. Il accepte les autres légumes, mais refuse le chou-fleur. Je persiste en le préparant en purée avec du fromage de chèvre frais, puis parsemé de graines de sésame. Gaston mange tout et ne semble pas surpris de me voir préparer une seconde petite assiette sous ses yeux. Il se régale.

Il se peut que votre enfant n'apprécie pas un aliment ou sa préparation. L'important est de goûter : une, voire deux cuillerées. Chez le tout-petit, évitons la situation de blocage qui mène au conflit, sans résultat. Vous proposerez à nouveau cet aliment la semaine suivante, préparé différemment, peut-être mélangé à un autre aliment. Peu à peu, il s'habituera au goût ou à la texture qui l'avait surpris.

Il est important de prendre son temps : **ne concluez pas trop vite à un dégoût définitif**. Ce serait supprimer un produit pour une longue période avant qu'il n'ait eu le temps de s'y habituer. Considérez plutôt qu'il est en phase d'apprentissage. Certains enfants ont une période d'adaptation plus longue. Ne baissez pas les bras et poursuivez la découverte des différents aliments avec lui.

Lorsqu'un enfant refuse un aliment, il est parfois difficile d'en connaître la raison : est-il fatigué ? Rassasié ? Est-ce la saveur de l'aliment qui le rebute ? Est-ce par opposition ?

Cette première année est importante, pour vous et votre enfant. Que de changements et d'évolutions ! Il s'est corporellement considérablement développé ; son cerveau capte tout, et sa curiosité est émoussée. Ses capacités sont croissantes et il devient petit à petit plus autonome. La qualité de son alimentation est primordiale, elle inclut la découverte et l'apprentissage des aliments. Toute cette ouverture au monde va se poursuivre avec vous et son entourage. Tous les instants partagés autour de l'alimentation, à faire le marché, à préparer le repas, à sentir, à goûter vont lui permettre d'apprivoiser les aliments. Il développe son potentiel à manger des choses simples, saines et savoureuses. C'est un petit omnivore, qui apprend avec une nourriture de plus en plus solide à se servir de ses dents. À partir de sa perception globale du goût et des cinq sens, il inscrit et mémorise ses premiers repères alimentaires.

LA MASTICATION

Elle permet une découverte globale des aliments par l'enfant. Avec l'acquisition de ses premières dents, il apprécie de pouvoir mordre des morceaux de poire, de banane ou de carottes bien cuites, bien entendu sous surveillance pour éviter qu'il n'avale de grosses bouchées. C'est l'occasion de lui apprendre à mâcher en utilisant les mots justes : « mâche doucement », « écrase bien avec tes dents ». S'il vous regarde, n'hésitez pas à mimer la mastication !
Mastiquer est une étape indispensable pour savourer. Vous avez remarqué qu'un morceau entier, sec, n'a aucune saveur. Les aliments libèrent leurs arômes et leur goût lorsqu'ils sont réduits en petits morceaux, puis en bouillie ; c'est celle-ci, mélangée à la salive, qui est en mesure de pénétrer et d'imprégner nos papilles gustatives. Les dents effectuent le travail préalable à la dégustation et à la digestion. Croquer, mastiquer, mâcher se transforment en un jeu qui permet de savourer, de saliver et de mieux digérer. Cette gymnastique s'acquiert dès l'arrivée des premières dents.

Il est important de ne plus lui donner d'aliment mixé et lisse. Servez-vous du presse-purée et montrez-lui comment il faut mâcher, mordre avec ses dents. Il est si fier lorsqu'il réussit à mettre l'aliment dans sa bouche. Il arrive à vous imiter, cela le pousse parfois à rire aux éclats. Encouragez-le ! Avec ses incisives, il croque ou déchire les petits morceaux de pomme ou de pain qui l'intéressent.
Mâcher, c'est aussi un plaisir immédiat. Il est curieux et il a envie d'apprendre, profitez-en pour lui laisser un peu d'autonomie !

UNE APPROCHE DE LA NOURRITURE PAR LES SENS !

L'éveil du goût et l'appréciation des aliments se font également avec nos yeux, notre nez, nos mains et nos oreilles. Cette découverte par nos sens constitue une première étape pour avoir ensuite envie de mettre à la bouche, de goûter et de manger.
La préparation du repas est une mise en bouche visuelle, et l'enfant peut prendre plaisir à cette attente. Vous allez vous rendre compte peu à peu de l'évolution de sa demande, tout en vous adaptant à son rythme. Les légumes que vous lui donnez sont sains, alors il peut les toucher, les porter à sa bouche. Laissez-lui la possibilité de découvrir les aliments en utilisant ses 5 sens et observez-le. Faites-lui confiance dans la mesure où cette approche des aliments est nécessaire pour qu'il se les approprie.
L'appropriation de la nourriture avec les doigts et les mains est intéressante, à condition d'arrêter tout de suite si l'enfant jette les aliments. Gardons en mémoire que la nourriture coûte cher et ne se gaspille pas !
Au cours de la première année, les préparations ne seront ni sucrées, ni salées, ni épicées. Les plats de légumes peuvent facilement accompagner une petite portion de viande ou de poisson cuite à l'étouffée et mixée.

L'alimentation la deuxième année

L'alimentation de l'enfant se rapproche doucement de celle de l'adulte. Vers 18 ou 24 mois, le monde de l'enfant se modifie ; il s'ouvre vers l'extérieur et remarque que les grands frères et les grandes sœurs, ou encore les adultes, mangent différemment. Il le manifeste en vous sollicitant pour goûter le contenu de votre assiette. Il agit toujours par mimétisme. Lorsque vous goûtez devant lui, il ouvre la bouche en toute confiance pour goûter à son tour. Son alimentation est de consistance plus solide ; ses repas sont plus variés.

C'est l'âge où certains recherchent les limites de ce qui est réalisable à la maison et de ce qui ne l'est pas. Ils refusent un aliment qu'ils aimaient la semaine précédente, juste pour observer vos réactions et voir s'ils peuvent décider tout seuls. Les parents ne détectent pas toujours les messages de l'enfant. Après une journée de travail intense, ils peuvent être tentés de laisser faire et de baisser les bras ; s'enclenche alors un processus où l'enfant décide un peu trop vite de ce qui est bon pour lui en matière d'alimentation.

Autour de lui, les tentations sont nombreuses pour goûter des produits industriels complexes. Ils sont toujours très sucrés et les enfants les apprécient souvent. Prenons l'exemple du yaourt aux fruits, qui donne l'illusion de manger des fruits. En réalité, chaque pot contient huit morceaux de sucre et très peu de fruits. Il est important de continuer à privilégier une alimentation saine et simple qui lui donne accès à la découverte des saveurs et des odeurs. Tenez compte de la saison pour privilégier des légumes et des fruits frais de qualité et de proximité, avec le moins de traitement chimique de synthèse possible.

L'enfant apprécie d'être associé à la préparation des plats. C'est une occasion pour lui de s'approprier la nourriture et cela constitue une étape importante qui facilitera le déroulement des repas par la suite. N'oubliez pas que toutes les occasions sont bonnes pour lui apprendre à aimer un plat. N'hésitez pas à provoquer les rencontres pour découvrir l'origine des aliments et leur récolte : la poule et ses œufs, la vache et son lait, le potager et ses légumes, que votre enfant ira d'ailleurs cueillir fièrement tout seul.

LES ALIMENTS POUVANT ÊTRE CONSOMMÉS APRÈS 12 MOIS

Les céréales	Céréales complètes biologiques (aplaties) crues ou cuites. Le pain biologique. La pâtisserie maison (pas avant 18 mois).
Les légumes	Crus ou cuits à l'étouffée ou à la vapeur. Tofu (de 50 à 80 g).
Les fruits	Tous les fruits, en évitant les exotiques (sauf la banane) avant 2 ans.
Les protéines animales*	De temps en temps et en petite quantité (35 g) : Viande (sauf les abats et le cheval). Poisson. Œuf entier (une fois par semaine).
Les autres aliments	Les matières grasses : le lait entier (préférer le lait frais au lait UHT) ; l'huile vierge de première pression à froid. Les condiments : le sel (18 mois) ; les graines de tournesol et de sésame ; la levure de bière ; le chocolat noir (18 mois).

Parmi les protéines animales à découvrir, pensons aux œufs. L'enfant connaissait le jaune, il est maintenant en mesure de digérer l'albumine (le blanc). Il peut ainsi consommer l'œuf entier. Il peut également consommer du lait de vache frais entier.

* L'apport en protéines animales se fait toujours en petite quantité, trois à quatre fois par semaine. À titre d'exemple : de 25 à 40 g de viande ou de poisson pendant le repas jusqu'à l'âge de 24 mois.

Côté légumes, vous pouvez ajouter les oignons, l'ail, les légumes secs bien cuits et les herbes aromatiques qui se marieront facilement à votre cuisine (sarriette, coriandre, persil, basilic).

LES ALIMENTS À ÉVITER JUSQU'À 2 ANS :

- la charcuterie ;
- les jus de fruits et les boissons du commerce, qui contiennent tous du sucre ou des édulcorants ajoutés ;
- les pâtisseries et les biscuits du commerce ;
- les bonbons ;
- le chocolat au lait.

Exemples d'une journée alimentaire

Le petit déjeuner : première étape de la journée

Trop souvent négligé, il doit être suffisant pour éviter l'encas de 10 heures. Dans ces trois exemples, il comprend :

Exemples	Repas
1	Tétée, ou biberon de lait bio ou de lait infantile. Un fruit. Une tranche de pain semi-complet ou complet biologique, avec un peu de confiture ou de beurre ou de purée d'amande.
2	Une compote nature. Des céréales aplaties (éviter les mélanges de céréales), mixées ou non avec un yaourt ou du fromage frais de brebis.
3	La crème Budwig*.

Le déjeuner : entre 11 h 30 et 12 h 30

Il comprend en général une entrée, un plat et un dessert. C'est au cours de ce repas que sont apportées les protéines animales sous

* Voir recette page 135.

forme de viande, de poisson, d'œuf ou de fromage. Le déjeuner s'adapte au rythme des saisons.

Exemples	Repas
Printemps	Betterave et vinaigrette. Blanc de poulet avec des petits pois frais et des carottes nouvelles. Salade de fraises.
Été	Du concombre au yaourt. Filet de poisson à la provençale et riz aux courgettes. Taboulé aux pêches de vigne.
Automne	Salade de chou rouge et de pomme. Œuf coque et purée de courges. Poire cuite.
Hiver	Filet de poisson avec du riz complet. Un yaourt nature et une demi-banane.

Le goûter : entre 15 h 30 et 16 h 30

Il est composé de céréales et de fruits. C'est aussi l'occasion de redécouvrir les fruits secs : datte, figue, raisin, abricot, banane séchée.

Exemples	Repas
1	Purée de fruits de saison aux flocons d'avoine. Quelques fruits secs.
2	Une compote nature. Une tranche de pain complet ou bis biologique.
3	Un yaourt nature. Purée de fruits de saison avec de la purée d'amandes.

Le dîner : entre 18 h 30 et 19 h 30

C'est le repas le plus léger. Il est composé de céréales, de légumes et de fruits ou de laitages. C'est l'occasion de redécouvrir les céréales et les légumineuses.

Exemples	Repas
Printemps	Bouillon de poireaux aux vermicelles. Fond d'artichaut à la crème. Faisselle de brebis aux fraises et au miel.
Été	Un demi-avocat à la spiruline. Du riz aux courgettes. Un fruit.
Automne	Velouté de potimarron et de pain complet grillé. Un yaourt. Banane au four.
Hiver	Velouté de chou-fleur. Des lentilles avec des carottes. Une compote de pommes et de coings.

Dans les recettes proposées à partir de la page 133, celles qui se préparent avec les enfants vous seront indiquées. Ils aiment être associés à la préparation des plats, surtout si c'est avec vous. C'est pour eux une approche importante et très concrète de l'alimentation. Ils goûteront les aliments crus et ajouteront le petit plus pour la décoration.

4. L'ALIMENTATION DE 2 À 12 ANS

Dans la période précédente, de la naissance à 2 ans, votre enfant mangeait de tout ou presque. Sa relation privilégiée avec vous ainsi que sa croissance importante l'incitaient à goûter et à manger ce que vous lui proposiez en toute confiance.

Durant cette nouvelle étape, entre 2 et 12 ans, le comportement alimentaire est différent ; l'enfant entre dans la période globale des apprentissages, dont l'apprentissage alimentaire. Il se rend compte qu'il a des préférences alimentaires et des dégoûts. Les différences importantes entre les individus font que, dans une même famille (avec, semble-t-il, la même éducation), l'un aime presque tout et, au même âge, l'autre, plus difficile, n'aime presque rien !

Cet apprentissage n'est pas toujours facile, ni pour les parents, ni pour les enfants. L'important est de garder le cap en considérant que ce n'est pas grave de ne pas aimer un plat. L'essentiel est de goûter, et peut-être qu'un jour il aimera.

Les enfants mémorisent facilement les informations sur l'alimentation (les messages publicitaires qui passent régulièrement à la télévision y contribuent). Ils savent ainsi, dès la maternelle, quels sont les aliments à éviter et ceux qu'il faudrait manger régulièrement. Ils citent sans hésitation les slogans du PNNS* : il faut manger « au moins cinq fruits et légumes par jour ».

La mise en application de ce programme au quotidien est cependant difficile, voire pour certains impossible. La tête sait, mais le corps

---

* Programme national nutrition santé.

ne suit pas ! Manger n'est pas un exercice intellectuel, c'est un acte complexe qui sollicite nos multiples sens, nos souvenirs et notre affectif. Nous mangeons avec notre corps, qui nous rappelle qu'il faut passer à table. Pour être rassasiés, nous nous dirigeons vers des denrées connues, agréables et qui nous font envie. Nous écartons souvent les aliments chargés d'une connotation négative, pour leur préférer une nourriture plaisante, qui nous a laissé d'agréables souvenirs sensoriels, émotionnels et physiques.

Adultes, nos habitudes alimentaires s'appuient sur notre histoire alimentaire. Pour la majorité d'entre nous, ce que nous aimons aujourd'hui et apprécierons demain est lié à ce que nous avons appris à manger lorsque nous étions de jeunes enfants. Cette période de 2 à 12 ans est donc une étape importante de prise de marques et d'ouverture.

L'enfant ne sait pas encore choisir ce qui est bon pour lui, mais, encadré d'un adulte, il ne demande qu'à apprendre. Observez-le ! Son potentiel sensoriel est en activité, sa mémoire olfactive est vive, il pose des questions. Il s'ouvre aux sensations gustatives et, curieux, il cherche à comprendre. Cela lui permet, jour après jour, de construire ses repères alimentaires. C'est une période d'apprentissage sensible, qui facilite aussi bien l'acquisition des bonnes habitudes que des mauvaises.

L'acquisition de repères alimentaires

L'ENFANT PEUT-IL CHOISIR SEUL SES ALIMENTS ?

Non, car il n'est pas apte à choisir ce qui est bon pour lui. Si c'était le cas, il serait déjà adulte ! L'enfant ne peut se nourrir seul tout simplement parce que son éducation alimentaire n'est pas terminée. Il n'a pas assimilé ce que manger veut dire dans sa globalité. Cela est d'autant plus vrai que, dans notre pays, autour de nous, l'éventail des produits alimentaires est vaste et le choix difficile. Nous avons nous-mêmes souvent du mal à nous y retrouver devant l'importante variété des marques et des produits.

Il y a une distinction à apporter entre ce qui est bon au goût – et plus l'enfant est jeune, plus le terme « bon » est synonyme de « sucré » – et ce qui est nourrissant pour l'organisme, c'est-à-dire les aliments qui favorisent la croissance et le développement. Ces connaissances existent chez le jeune enfant, mais elles ne sont pas intégrées à la pensée avant l'adolescence. Chez lui, la notion « bon pour la santé » est interprétée comme « bon au goût ».

Un enfant à qui l'on demande de choisir ce qu'il veut manger répondra le plus souvent en citant les aliments à la saveur douce et peu marquée. Ses goûts alimentaires sont principalement axés sur les produits sucrés, tels que les friandises, les fruits, les pâtisseries, les glaces. Les enfants apprécient également certains produits salés et certains féculents, tels que les frites, les pâtes, le riz, le pain et la pizza. Parmi les viandes, ils privilégient le poulet et le bifteck. La plupart de ces aliments ont une saveur peu marquée et sont souvent riches en graisses et/ou en sucres (lents et rapides). En France, de nombreuses études confirment cette tendance.

Lorsque l'enfant choisit sa nourriture dans le réfrigérateur, il se dirige vers ce qu'il connaît et ce qui lui plaît. L'adulte va devoir concilier la demande alimentaire de son enfant et les « aliments-santé » afin de proposer un repas équilibré, varié, qui rassemble des mets peut-être encore peu appréciés et d'autres prisés. L'enfant peut faire part de ses envies, donner son opinion sur le contenu du repas. Il va rouspéter s'il n'aime pas trop ou se réjouir s'il apprécie le plat préparé, mais il n'a pas à décider seul de ce qu'il va manger.

L'apprentissage se fait sur la durée, avec de la patience, de l'imagination et en impliquant tous les convives, petits et grands.

LE SENSIBILISER À UNE ALIMENTATION SAINE

COMMENT FAIRE POUR QU'IL AIT PLAISIR À MANGER DE TOUT, ET EN PARTICULIER LES ALIMENTS BONS POUR SA SANTÉ ?

Regarder ensemble et découvrir ce qui se mange !

Cela commence, le plus tôt possible, par la découverte des aliments naturels : d'où viennent-ils ? Comment poussent-ils ? De nombreux enfants ont une réelle difficulté à appréhender les aliments. Éloignés de la nature, ils ne savent pas que les petits pois s'écossent et qu'ils n'ont pas le même goût que les petits pois en conserve.

C'est en restant proches des aliments qu'ils arriveront à les apprivoiser. Pour motiver leur curiosité, il existe autour de nous de nombreuses possibilités, toutes différentes, en rapport avec notre culture, le lieu où nous habitons, les personnes qui nous entourent (celles qui jardinent, celles qui cuisinent...). Vous pouvez également profiter des vacances et prendre de temps à autre une journée pour faire le lien entre la nature et leur assiette.

Certaines familles s'approvisionnent auprès d'une AMAP*. Elles ont ainsi chaque semaine un panier de légumes, de fruits et, dans certains cas, de volailles, fourni par un groupement de producteurs. Ce panier garni d'aliments variés tout au long de l'année suit le rythme des saisons. Pour la famille, c'est parfois l'occasion de découvrir ou de redécouvrir des légumes oubliés, voire inconnus.

Vous trouverez ci-après le tableau des saisons et des vacances, pour vous aider à trouver des activités qui vous conviennent. À chaque période de vacances, la saison est différente ; c'est une invitation à l'expérimentation des cueillettes et des activités alimentaires.

---

* Association pour le maintien d'une agriculture paysanne : www.reseau-amap.org

Saisons, vacances et activités en lien avec les aliments

Saisons, vacances et fêtes	Cueillettes et activités saisonnières	Quelques plats à déguster
Printemps *du 21 mars au 21 juin* Vacances de printemps Pâques Fête des mères	Semis de graines Plantation de pieds de tomates, de plantes aromatiques (ciboulette, basilic) en pot ou dans la terre Cueillette de champignons, petits pois, carottes, cerises et fraises	Le hérisson* Mousse aux pois* Salade de fraises à la menthe Clafoutis aux cerises* Œufs peints à la gouache et fourrés de chocolat
Été *du 21 juin au 22 septembre* Vacances d'été	Cueillette de cerises, fraises, framboises, cassis, mûres, groseilles, tomates, carottes, oseille, herbes aromatiques, figues, raisins, amandes fraîches, pommes, poires	Concombre au yaourt* Ma pizza pain* Tomates façon Agathe* Coulis de fruits rouges Confiture de fruits Fruits séchés au four
Automne *du 22 septembre au 22 décembre* Vacances de la Toussaint	Cueillette de noix, noisettes, amandes, châtaignes, nèfles (ou mesles), kiwis, coings, kakis Grillée de châtaignes avec une poêle à trous Cueillette de champignons Découverte des cucurbitacées	Salade d'endives aux noix. Jack Be Little à la crème et à la ciboulette* Pâte de coings Tarte tatin Compote de poires au citron*
Hiver *du 22 décembre au 21 mars* Vacances de Noël Noël Épiphanie Vacances de février Mardi gras	Oranges aux clous de girofle pour parfumer la maison Cueillette du houx et du mimosa	Légumes d'hiver en croq'* Cabillaud sauce oseille* Palets choco-raisins* Les sablés de saint Nicolas* Les fruits déguisés La galette des Rois Les bottereaux de mamie*

* Voir recettes détaillées à partir de la page 133.

Faire les courses

En conciliant l'utile et l'agréable, vous pouvez organiser des cueillettes de fruits ou de légumes chez les producteurs, dans les vergers ou à la campagne. Vous visitez les lieux et vous achetez les aliments que vous cuisinerez ensemble avec vos enfants. C'est une occasion pour caresser les petits veaux et vérifier que les petits cochons ne sont pas si roses que cela !

Plus simplement, vous pouvez faire les courses ensemble, puis, lorsqu'ils sont plus grands, leur confier la liste des achats. Ils apprennent ainsi à lire les étiquettes, à comparer. Ils développent leur sens critique. Vers 9 ou 10 ans, ils sont capables d'effectuer quelques courses avec une petite liste ; ils se sentent responsabilisés et achètent ce dont vous avez besoin pour préparer le repas.

Lire les étiquettes

C'est important pour savoir si le produit est cher, s'il correspond bien à ce que vous désirez. En lisant avec vous la liste des ingrédients utilisés dans la sauce tomate, ils s'amuseront à découvrir les aliments qu'ils apprécient et réaliseront qu'il n'y a pas uniquement des tomates et du basilic, mais également du sucre, du sel et des conservateurs. Ces découvertes leur réserveront parfois de plaisantes surprises !

Apprendre à choisir

Les enfants sont, comme les adultes, intéressés par la nourriture. Les médias, avec leurs multiples publicités, les sollicitent quotidiennement. Nombreux sont les jeunes capables de vous citer la dernière marque de biscuits qu'ils aimeraient bien goûter. Leur curiosité les pousse fréquemment à acheter ces aliments, le plus souvent inconnus, mais alléchants par leur présentation.

Nous devons les inciter à comprendre ce que sont ces produits : leur qualité, leur composition, leur emballage, leur intérêt ; cela leur permettra de développer leur sens critique.

Lorsque j'achète des pêches, je les regarde. Je les prends délicatement dans les mains pour savoir si elles sont mûres, dures ou abîmées. Lorsque c'est possible, je les choisis avant de les payer. Les denrées alimentaires doivent faire l'objet d'une sélection rigoureuse, et cela s'apprend.

Créer des habitudes alimentaires familiales

Cette attitude est essentielle, car les enfants ont besoin de repères familiaux. C'est dans l'enfance que l'on apprend quoi manger et boire, en quelle quantité et comment répartir la prise alimentaire au cours de la journée. À la différence des adultes, les enfants ne se préoccupent pas de savoir si c'est nutritionnellement correct. Ils sont guidés dans leurs choix alimentaires par leurs sensations gustatives. La familiarité est un facteur important (95,5 %) dans l'explication des préférences alimentaires. Les enfants privilégient donc les aliments qu'ils connaissent.

En montrant l'exemple, les parents créent des habitudes familiales. Celles-ci sont parfois critiquées par les enfants sur le plan du goût, mais les fondements sont rarement remis en cause sur la durée. « Je souhaite que mon enfant mange des légumes, alors je lui montre que les légumes sont bons en les mangeant devant lui et avec lui. Cela lui permet d'envisager qu'un jour il puisse également les apprécier. »

La famille peut tenir compte des préférences des uns et des autres. Si le garçon ou la fille aime les féculents, alors ils seront associés aux légumes verts : le plat de haricots verts sera mieux apprécié s'il est accompagné de petites pommes de terre.

Les enfants peuvent participer à la préparation du repas : donner un coup de main, mettre la table, préparer une entrée de crudités sont de bonnes habitudes familiales et des moteurs pour acquérir de bons repères alimentaires.

Cuisiner

Cette activité permet de donner de la valeur au plat préparé. L'enfant qui cuisine le fait pour lui et pour les autres. Il se réjouit de manger son gâteau, mais il souhaite également le faire déguster. Il veut savoir ensuite si son dessert est apprécié. Le cuisinier et l'activité culinaire y gagnent en respect : il aura davantage de considération à l'égard de celui qui prend le temps de préparer le repas, et il aura beaucoup de plaisir à observer l'alchimie et le mélange des ingrédients.

C'est aussi l'occasion d'améliorer sa pratique, comme éplucher une pomme sans casser le ruban de l'épluchure, et sans se couper. L'apprenti chef comprend l'importance de chacun des ingrédients, et comment ils s'associent. En l'encourageant à cuisiner, vous valorisez une activité essentielle, la préparation et le savoir-faire. C'est ainsi qu'il mesure la patience et le temps nécessaires pour confectionner des plats parfois avalés en quelques minutes. La cuisine et les saveurs sont éphémères ; savoir renouveler ces agréables instants de convivialité est pour certains une découverte. Cela peut même devenir une passion !

Nous avons dans notre culture, dans notre histoire, dans notre géographie, une richesse considérable de plats et de recettes. Nous pouvons découvrir ces richesses culinaires et faire le tour de nos régions sans nous déplacer. Nous voyageons et cultivons notre curiosité en cuisinant les spécialités de nos provinces.

Vous trouverez ci-après une liste (non exhaustive) de spécialités culinaires. Leurs noms évoqueront sans doute des souvenirs de vacances et de villes traversées, mais également des odeurs, des saveurs et des moments de plaisir à partager.

Les régions et leurs spécialités culinaires

Régions de France	Spécialités culinaires
Alsace	Le bretzel Le gâteau alsacien La choucroute La flammekueche Le pain d'épice
Aquitaine	Le cannelé bordelais Les pruneaux d'Agen Le piment d'Espelette Le poulet basquaise Le foie gras
Auvergne	La lentille verte du Puy La potée auvergnate Le coq au vin
Basse-Normandie	Les tripes à la mode de Caen L'andouille de Vire La truite à la normande L'omelette de la mère Poulard Le fromage (le camembert)
Bourgogne	La moutarde de Dijon Le bœuf bourguignon Les poires au vin Les gougères La fondue bourguignonne Les anis de Flavigny Le cassis
Bretagne	Le caramel au beurre salé Les craquelins La galette de blé noir Le far breton La fraise de Plougastel Le kouign-amann

→

Centre	Le pithiviers La tarte tatin Les poires tapées Le pâté berrichon
Champagne-Ardenne	Les biscuits roses Le boudin blanc
Corse	La charcuterie (la coppa, le figatellu) Le fromage (le brocciu) La farine de châtaignes
DOM-TOM	Les acras de morue Le colombo Le boudin noir et blanc Les patates douces La noix de coco, l'ananas, la banane
Franche-Comté	La saucisse de Morteau Le fromage (le comté, le morbier, la cancoillotte) La fondue
Haute-Normandie	La marmite dieppoise Le petit-suisse
Île-de-France	Le fromage (le coulommiers, le brie) Le sucre d'orge Le gratin de chou-fleur
Languedoc-Roussillon	Les anchois La cargolade Les boles de picolat L'escalivade Le cassoulet La brandade de morue La crème catalane L'abricot Le touron La rousquille
Limousin	Le pâté aux pommes de terre Le clafoutis aux cerises

→

Lorraine	La quiche lorraine La tarte aux oignons La mirabelle Les madeleines Le fromage (le munster) Le miel de sapin des Vosges
Midi-Pyrénées	Le foie gras Le cassoulet Le confit de canard Le fromage (le roquefort, la tomme) L'aligot La violette La truffe La noix Le gâteau aux noix Le haricot tarbais
Nord-Pas-de-Calais	Les bêtises de Cambrai Le gratin d'endives Le fromage (le maroilles)
Pays de la Loire	Les rillettes du Mans La mogette de Vendée La mâche Le poisson au beurre blanc nantais Le pâté aux prunes La brioche La fouace La gogue Le fromage (le curé nantais) Le préfou Les berlingots
Picardie	La flamiche Le pain d'épice
Poitou-Charentes	L'angélique de Niort Le tourteau fromager Le fromage (le chabichou)

→

Provence-Alpes-Côte d'Azur	Les olives, la tapenade Le mesclun La salade niçoise La bouillabaisse Le melon de Cavaillon La socca La ratatouille Le pan bagnat La pissaladière Le tian Le calisson d'Aix
Rhône-Alpes	Les crozets Les quenelles de Lyon La rosette La polenta Le gratin dauphinois La raclette La fondue savoyarde Le fromage (le reblochon, l'abondance, le beaufort, la tomme de Savoie) La noix de Grenoble Le nougat de Montélimar La crème de marrons Les bugnes

LUI APPRENDRE À GOÛTER POUR QU'IL SACHE AIMER AVEC LES CINQ SENS

C'est le plaisir qui motive l'acte de manger.

À L'ÉCOLE DU GOÛT

Goûter, ce n'est ni se forcer à manger, ni avaler ; c'est observer ce que l'on ressent dans la bouche et apprendre à exprimer les saveurs, les odeurs, la texture. Pour les enfants, c'est essayer d'aller un peu plus loin que : « Hum, c'est bon ! » ou « Beurk, j'aime pas ! », en faisant part de ce qui plaît ou déplaît.

Il s'agit d'être curieux, de se laisser envahir par le ressenti et d'apprendre à nommer, à mettre un mot sur une perception. L'enfant et l'adulte qui l'accompagne cherchent ce qui leur plaît dans les aliments et pourquoi. Cette initiation progressive rend l'enfant plus attentif à ce qu'il met dans sa bouche. Dès 3 ans, il est en mesure de comprendre et d'ouvrir la bouche pour découvrir le goût d'un aliment. Il satisfait sa curiosité, parle de ses préférences alimentaires. Il apprend à détailler et à exprimer ce qu'il ressent.

Si les goûts sont importants, les dégoûts le sont également. La construction s'appuie sur le ressenti dans sa globalité, aussi bien le positif que le négatif. Dans une histoire qui se met en place, tout compte ; l'important est de maintenir la porte ouverte. Pour cela, il faut parfois savoir attendre et ne pas provoquer l'enfant s'il n'est pas prêt.

Les enfants et les adultes sont, sur le plan du goût, à l'image de ce qu'ils mangent, c'est-à-dire qu'ils sont le résultat de leurs expériences culinaires, des dégustations d'aliments marqués par les habitudes de leur pays, de leur région. Notre potentiel sensoriel évolue en permanence, il est fonction de notre passé et de notre présent.

Notre sensibilité pour un aliment peut varier énormément d'une personne à l'autre. Il y a ceux qui peuvent déguster un yaourt nature sans sucre ajouté, et ceux qui ne mangent que des yaourts sucrés.

L'être humain est ainsi fait qu'il recherche les sensations agréables. S'il aime le sucré, peu à peu et sans s'en rendre compte, il en ajoute et sucre de plus en plus. Il en est de même avec les épices fortes et le sel – en particulier lorsque la personne ajoute du sel avant même d'avoir goûté le plat. On peut s'interroger : le plaisir est-il dans la perception du goût du sel ou dans la perception globale du plat ?

Prendre conscience de son fonctionnement et abaisser son seuil de perception, c'est rendre ses papilles gustatives plus sensibles aux saveurs et appréhender une découverte plus subtile et plus agréable des mets. À court terme, c'est un petit effort ; à long terme, c'est une révélation culinaire.

LE PIÈGE DE LA VUE !

Nous sommes tous victimes de notre sens visuel. Pour les voyants, la vue est devenue le sens premier, celui qui atténue les autres. C'est parfois avec une certaine assurance que nous sommes induits en erreur. Ainsi, lorsque les enfants dégustent un bonbon au citron coloré en rose, certains, qui ne verront que la couleur, diront que ce bonbon est à la fraise !

Cette prédominance du sens visuel se construit dès notre plus jeune âge.

Samuel a mangé un yaourt à la fleur !

Samuel a 4 ans ; il est un peu inquiet car, pour la première fois, il va manger à la cantine de l'école. À 16 h 30, sa maman l'attend à la sortie. Elle lui demande aussitôt si la journée s'est bien passée et ce qu'il a mangé à midi. Samuel est ravi. La cantine, c'est bien, on peut se lever au milieu du repas pour aller faire pipi, et puis il a mangé avec ses copains du pamplemousse, des lasagnes avec de la viande et de la sauce tomate, puis un yaourt à la fleur.

Sa maman sourit : « Un yaourt à quoi ? – À la fleur ! » répond Samuel. Sceptique, sa maman poursuit : « Il était de quelle couleur, ton dessert ? – Il était jaune, dit-il, mais c'était pas à la vanille. C'était à la fleur ! » Sa maman lui demande comment il sait que c'était à la fleur, et Samuel de lui répondre : « Il y avait une fleur sur le pot du yaourt ! »

Le développement de l'audiovisuel et de l'informatique accroît l'impact du visuel sur nous et nos enfants, au détriment de l'écoute de nos autres sens, moins sollicités et par là même moins développés. Nous croyons que les informations apportées par notre sens visuel sont sans faille, comme le petit Samuel.

La vue n'est que le monde des apparences. Elle nous apporte les premières informations que notre odorat, notre toucher, notre ouïe et notre goût doivent nous permettre de vérifier. Ce fonctionnement sensoriel doit s'entretenir en permanence. Les jolies fraises brillantes qui illustrent ce paquet de biscuits sont belles, mais elles n'ont rien à voir avec la qualité et le goût du contenu du paquet.

À LA DÉCOUVERTE DES SAVEURS

La seule saveur innée est **le sucré**. Nous l'aimons dès notre venue au monde. Cette saveur primaire, que l'on retrouve dans les laits maternel et infantile, nous permet de survivre et de grandir pendant les premiers mois de la vie. Toutes les autres saveurs, multiples et complexes, seront le résultat d'un apprentissage, à travers les aliments, au fil du temps et des saisons. Il faudra saisir les occasions pour les découvrir, prendre le temps de les apprivoiser, pour ensuite être en mesure de les apprécier.

Le salé est une saveur issue d'un condiment, le sel, extrait de la mer ou de gisements fossiles : mines de sel de la potasse d'Alsace ou marais salants de Guérande ou de Noirmoutier, par exemple. Dans l'histoire de l'alimentation, il est le premier assaisonnement. Son rôle oscille entre conservation et « grain » de saveur. Il réveille le goût des aliments pour les mettre en valeur. En excès, comme le sucre, il camoufle les autres subtiles saveurs du plat.

L'acidité est une sensation particulière. On la retrouve dans certains aliments comme le citron, l'oseille ou le vinaigre. Les enfants, parfois pleins d'audace, viennent s'y frotter sous le regard surpris des adultes. En dégustant leur citron tout en grimaçant, ils nous montrent que, bien dosée, l'acidité s'apprécie.

L'amertume est une autre rencontre, rarement appréciée avant 8 ou 10 ans ; elle reste pour certains adultes synonyme de dégoût. C'est une répulsion naturelle, probablement liée à des réflexes ancestraux de protection face aux aliments toxiques. Paradoxalement, cette saveur est recherchée par les spécialistes de la dégustation pour sa contribution à la mise en valeur et à l'expression multiple des saveurs d'un aliment. Justement dosée, elle apporte la consécration à certaines denrées. Les connaisseurs ne s'y trompent pas : que seraient un bon café, un grand chocolat, une huile d'olive sans amertume ? On la retrouve notamment dans l'artichaut, le cacao, les endives cuites et l'écorce de quinquina.

S'ajoutent encore **l'umami** – saveur spécifique due à l'ajout de glutamate dans les aliments (elle rappelle la sauce de soja, par exemple) –, **le poivré**, **le piquant**, **l'âcre**, et encore bien d'autres sensations qu'il faut apprivoiser et apprendre à doser.

Les besoins de l'enfant et les risques à éviter

Nos enfants mangent mal. Il y a quelques dizaines d'années, la difficulté était de consommer des aliments variés et en quantité suffisante. Devant l'opulence alimentaire actuelle, la nécessité est maintenant d'apprendre à choisir une nourriture saine qui permette une croissance en pleine santé. Les premières personnes touchées par la modification de nos habitudes alimentaires et de notre environnement sont les enfants, soumis à un dérèglement pondéral, victimes d'intolérances alimentaires ou d'allergies. Ils sont malheureusement de plus en plus nombreux dans ce cas : à peu près 20 % sont en surpoids, voire obèses.

Le rôle éducatif des adultes est essentiel : la priorité, pour les parents, est d'amener leurs enfants à goûter ce qu'ils leur ont préparé. Les enfants, comme les adultes, ne sont pas tous égaux face à l'alimentation. Il y a les appétits de moineaux et les gros mangeurs, les brûleurs de carburant et les stockeurs d'énergie… Ce qui convient au petit mangeur ne va pas rassasier le gros appétit. Certains enfants ont les dents solides, d'autres, par la forme et la qualité de leur dentition, sont sujets aux caries. La vie n'est pas toujours juste !

LES ALIMENTS NÉCESSAIRES À LA CONSTRUCTION DE L'ENFANT

Dans un premier temps, regardons quels sont les besoins alimentaires des enfants de cette classe d'âge (2-12 ans), puis, dans un deuxième temps, considérons les particularités de chacun et de chacune. Le but est d'apprendre à découvrir en chaque enfant son propre fonctionnement physiologique et comportemental pour trouver ensuite les repères qui lui sont spécifiques.

QUELQUES OBSERVATIONS SUR LA CONSOMMATION ALIMENTAIRE ACTUELLE DES ENFANTS

Trop de viande !

De manière générale, les enfants mangent trop de protéines animales. De 0 à 10 ans, ils consomment entre trois et cinq fois plus de protéines qu'ils n'en ont besoin. Cette consommation excessive concerne la viande en particulier. Nous oublions trop souvent qu'il y a également des protéines animales dans le poisson et les produits laitiers.

Trop de mauvaises graisses !

Il est important de distinguer les graisses insaturées – le plus souvent présentées sous forme liquide comme l'huile d'olive (exception faite du poisson), nécessaires au bon fonctionnement de notre organisme – des graisses saturées sous forme solide (comme le beurre), beaucoup trop présentes dans l'alimentation actuelle des enfants. Elles se retrouvent dans les viennoiseries, les barres de céréales, les gâteaux, les plats cuisinés et les desserts lactés. Elles sont peu intéressantes pour l'organisme : en dehors du beurre et des graisses animales, les graisses hydrogénées, dites « trans », comme les margarines allégées, sont même dangereuses et cancérigènes.

Trop d'aliments raffinés !*

Un exemple : le riz est naturellement complet, il est entouré de son enveloppe de couleur brune. Plus il est raffiné, plus il devient blanc. Il perd alors certains de ses éléments nutritifs ; il s'appauvrit.
Les enfants consomment trop de sucres rapides (glucides simples) et pas assez de sucres lents (glucides complexes).
Les sucres rapides (au goût sucré), tels que le glucose, le fructose, le saccharose et le lactose, se trouvent en grandes quantités dans les jus de fruits, les sodas, les pâtisseries, les desserts lactés (crèmes desserts, yaourts à boire), les glaces et le chocolat. Ceux-ci ont le plus souvent un goût très sucré qui provoque l'accoutumance des enfants.
La difficulté essentielle pour eux est de quitter ce goût inné qu'ils apprécient. C'est en diminuant la ration de glucides simples que l'enfant peut aller à la découverte des autres saveurs, vers le plaisir des autres mets.
Les sucres lents (au goût neutre) se trouvent dans les féculents (comme les pommes de terre), les légumes secs (comme les lentilles) et les céréales complètes ou semi-complètes (comme le riz). Leur richesse en glucides complexes et en fibres leur permet de rester plus longtemps dans notre organisme en nous apportant la satiété. Ils s'associent très bien aux légumes et aux fruits. Une consommation régulière de sucres lents diminue l'envie de sucres rapides.

Trop de sel !

Consommé de façon excessive, le sel est mauvais pour l'organisme. De nombreux plats préparés sont trop riches en sel !

---

* Aliment qui a subi des transformations technologiques qui l'appauvrissent.

Et le calcium ?

Les enfants mangent beaucoup de produits laitiers, qui apportent du calcium à leur organisme. Il est vrai que les besoins en calcium et autres minéraux sont nécessaires à une bonne croissance. Mais, en dehors du yaourt nature, sans sucre ajouté, les autres produits laitiers sont riches en matières grasses saturées et/ou en sucre. Or, il faut en consommer beaucoup pour qu'une petite quantité de calcium soit fixé par notre organisme.

C'est dans les légumes verts, tels les choux, le cresson, le persil, la salade et les fruits secs, que le calcium associé aux autres minéraux sera le mieux fixé et valorisé.

LA PYRAMIDE : LES ALIMENTS FAVORISANT LA CONSTRUCTION DE L'ENFANT

Les besoins nutritionnels sont variables d'un enfant à l'autre ; ils évoluent selon son âge. Ils tiennent compte de sa stature et de son poids, ainsi que de son style de vie (activité physique ou temps passé devant l'ordinateur et la télévision).

Nous avons représenté sous la forme d'une pyramide les différents groupes d'aliments qui doivent être présents dans l'alimentation de l'enfant :

- les céréales, les légumineuses et les féculents (les sucres lents ou « complexes ») ;
- les fruits et légumes ;
- la viande, le poisson, les crustacés, les œufs (les protéines animales) ;
- les produits laitiers ;
- les sucreries ou les matières grasses (ajoutées en petites quantités, elles mettent en valeur les autres aliments).

Nous n'intervenons pas sur les quantités, qui varient selon l'âge de l'enfant.

Les portions sont adaptées à chaque individu, petit ou grand, en fonction de sa taille, de son développement et de son style de vie. La pyramide alimentaire des enfants permet de détailler leurs besoins.

Les aliments qui tiennent au corps : les glucides complexes, riches en fibres

À la base de son alimentation figurent les sucres lents, car l'enfant a besoin de beaucoup d'énergie.

On les trouve dans les céréales peu raffinées (complètes ou semi-complètes), les féculents et les légumineuses. L'enfant doit en consommer cinq portions par jour.

Les céréales complètes sont beaucoup plus intéressantes, car elles apportent des fibres, des minéraux, des protéines, des vitamines du groupe B, des sels minéraux, des oligoéléments et des enzymes. Elles doivent être de culture biologique pour éviter les pesticides et autres traitements chimiques après récolte. Le raffinage élimine cette richesse nutritionnelle en enlevant le tégument* du grain, et tout ou partie de son germe.

Les pommes de terre, lorsqu'elles ne sont pas frites, constituent une importante source d'amidon, un sucre lent valorisé par notre organisme.

Les légumineuses sont riches en acides aminés. En les associant aux céréales, par exemple les lentilles avec le riz ou les haricots blancs avec le maïs, on obtient des **protéines végétales** intéressantes, tout particulièrement utiles si l'alimentation est pauvre en protéines animales.

Les oléagineux sont les noix, les amandes, les noisettes, les pistaches, les pignons de pin. Riches en acides gras insaturés, en protéines et en amidon, ils peuvent être consommés facilement au petit déjeuner et au goûter avec des céréales (pain ou flocons).

---

* Enveloppe protectrice de la graine.

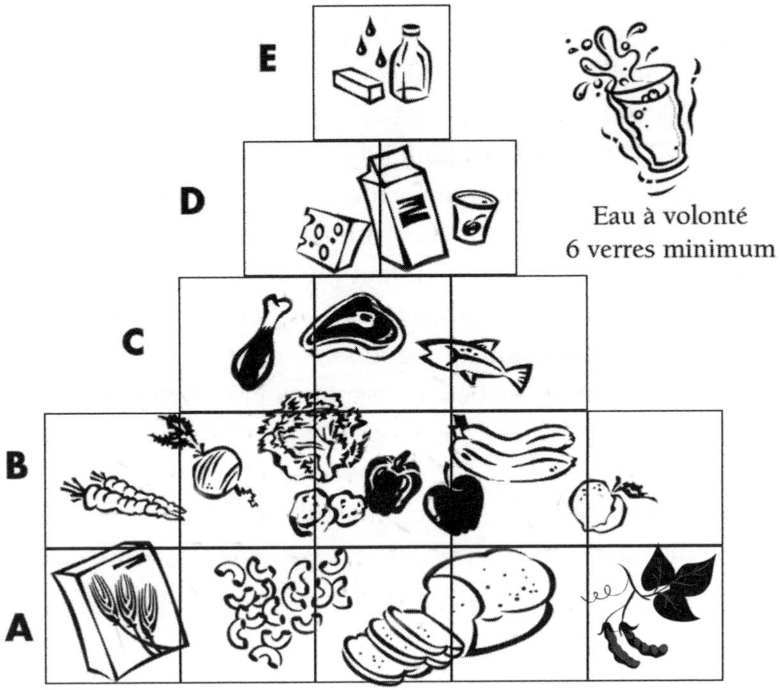

A : 5 portions de céréales, féculents, légumineuses.

B : 5 portions de fruits et légumes crus et cuits.

C : 3 portions de protéines animales : œufs, viandes, poissons, crustacés.

D : 2 portions de produits laitiers.

E : Un peu « d'extra » : huile, sucre.

Les fruits et légumes

Les fruits sont riches en glucides simples, mais ils contiennent des fibres qui ralentissent leur assimilation. Ils doivent être consommés chaque jour cuits, mais également crus afin de profiter de leur richesse en vitamines. Cinq portions de fruits et légumes sont nécessaires, de préférence des produits frais, de saison et de proximité. Ceux-ci sont toujours plus parfumés et plus savoureux, également plus intéressants pour le panier de la ménagère, car ils coûtent relativement moins cher.

La viande, le poisson, les fruits de mer, les œufs

Les enfants peuvent consommer un œuf de qualité (cuit) une à deux fois par semaine ; cru, il est difficile à digérer !

Parmi les protéines animales, il faut privilégier le poisson deux à trois fois par semaine : si possible frais ou, à défaut, surgelé ou en conserve. Les enfants aiment les poissons qui n'ont pas une odeur forte, comme le merlu, le flétan, le saumon. Plus le poisson est gras (maquereau, sardine, rouget), plus il est une source importante d'acides gras oméga 3.

Les fruits de mer sont riches en minéraux.

Consommée modérément (pas plus de deux à trois fois par semaine), la viande est une source de protéines et de fer (viande rouge).

Les protéines

Les besoins en protéines des enfants sont rapidement satisfaits.

➔ *De 2 à 6 ans : 10 g par jour, soit 5 cuillères à café de viande ou de poisson, ou 1 œuf.*

Dès 2 ans, la consommation de yaourt et de fromage apporte des protéines animales, en complément de la viande et du poisson.

Une cuillère à café pleine, c'est 10 g de viande, donc 2 g de protéines animales. De 2 à 6 ans, en plus des produits laitiers consommés, 5 cuillères à café de viande ou de poisson, ou 1 œuf suffisent par jour (4 à 6 jours par semaine).

Les autres jours (1 à 3 jours par semaine), pour changer, préférez les protéines végétales, qui se trouvent dans les associations de céréales et légumineuses ou de céréales et oléagineux, plats souvent appréciés des enfants lorsqu'ils sont bien préparés.

➔ *De 7 à 12 ans : 15 à 25 g par jour, soit 7 à 12 cuillères à café de viande ou de poisson, ou 2 œufs.*

Les 7 à 12 cuillères à café peuvent être consommées 4 à 6 jours par semaine. Les autres jours (1 à 3 jours par semaine), préférez les protéines végétales, comme ci-dessus.

Les produits laitiers
Ils regroupent le lait et les fromages de vache, brebis et chèvre. Préférez le lait cru lorsque cela est possible, car ses propriétés gustatives et nutritionnelles sont supérieures. Consommés une à deux fois par jour, les produits laitiers apportent des protéines animales et du calcium, que l'on trouve également dans les légumes verts et les fruits secs. Dans les cas d'intolérance ou d'allergie, ils peuvent être remplacés par des laits végétaux, comme le lait d'amande ou le lait de soja.
Au sommet de la pyramide, **les « extra »** : condiments, épices, sucreries, tout ce que notre corps apprécie en petites quantités. Il n'y a pas ici de portion, puisque ce ne sont pas des aliments nourrissants à part entière, mais des « plus » dont il ne faut pas abuser.
Tout autour de la pyramide : **l'eau**, car elle est nécessaire à l'organisme, quel que soit l'âge, pour drainer le corps. N'oublions pas que l'enfant de 2 à 12 ans doit boire de l'eau à plusieurs reprises dans la journée pour être régulièrement hydraté.
La pyramide représente une alimentation conforme pour l'enfant sur une journée.

LA NÉOPHOBIE : APPRIVOISER L'ALIMENT

La néophobie alimentaire, c'est la peur des aliments nouveaux. Elle se manifeste vers 2 ans et se poursuit jusqu'à environ 10 ans. C'est un phénomène normal qui, plus ou moins marqué, concerne 80 %

des enfants. Elle correspond au refus de consommer des aliments inconnus ou ayant une saveur marquée. L'enfant néophobe a alors tendance à privilégier les aliments sucrés ou ayant un degré de familiarité élevé.

La néophobie s'exprime de façon plus ou moins importante selon les enfants : tri et sélection des aliments mélangés, refus d'ouvrir la bouche, aliments recrachés, aliments repoussés, vomissements, refus de voir l'aliment dans son assiette, refus de se mettre à table.

Elle est liée au développement de l'enfant et à ses différentes phases. Au quotidien, lorsque la néophobie est fortement exprimée, la situation est difficile pour l'enfant et mal vécue par l'entourage. L'enfant néophobe est en général inquiet, il a besoin d'être rassuré. S'il est important d'expliquer et de comprendre la situation dans laquelle se trouve l'enfant, il est tout aussi important de ne pas limiter son alimentation aux seuls aliments qu'il préfère. Ce serait pour lui un piège et il prendrait de mauvaises habitudes ! Il est nécessaire qu'il puisse garder le contact avec les aliments, sans les diaboliser.

En respectant sa progression, les parents doivent s'efforcer de mesurer et de mettre en place des repères pour inciter l'enfant à découvrir les aliments dans toute leur variété. Je regarde, je touche, je sens et je goûte un peu, oui, mais je goûte à tout, et ce n'est pas grave si je n'aime pas !

Les enfants finissent souvent par se familiariser avec les aliments qu'ils voient régulièrement sur la table. Tout est question d'équilibre. Tout en respectant les goûts de chacun, il convient de rester vigilant et de ne pas accepter régulièrement les refus en abandonnant les plats de légumes et de poisson au profit de leurs aliments préférés : pâtes, frites, saucisses, desserts ou sucreries, rarement refusés. L'éducation alimentaire passe aussi par les règles de base d'une bonne alimentation quotidienne liée à une bonne santé.

PRÉVENIR L'OBÉSITÉ ET LE DIABÈTE

Où que je regarde, partout, je vois de plus en plus d'enfants rondelets, en surpoids ou déjà obèses. Certains sont essoufflés de courir après leurs copains. D'autres ne courent plus, car ils ne supportent pas les regards ou les moqueries de leurs camarades.

C'est une véritable épidémie ; or, je ne cesse de me répéter que cela aurait pu être évité !

Dans cette période de l'enfance, et en particulier dans la classe d'âge des 8-9 ans, lorsque la croissance et l'apprentissage alimentaire ne sont pas terminés, tout est encore possible. Les enfants vont continuer à grandir et peuvent retrouver un poids en rapport avec leur taille, tandis qu'après la puberté, c'est plus difficile. Quand les parents acceptent enfin d'en parler, il suffit de peu pour que ces enfants retrouvent un corps qu'ils ne cherchent plus à cacher et qui leur permette de s'épanouir.

Il y a urgence à ouvrir les yeux. En 1965, 3 % des enfants étaient obèses ; ils étaient 20 % en 2005. Nous sommes tous concernés et tous responsables, car en chacun de nous sommeille un obèse. Bien sûr, nous ne sommes pas les seuls, tous les pays industrialisés sont touchés par ce problème. En France, en raison de notre alimentation variée (due à notre plaisir des bonnes tables), nous avons cru, pendant de nombreuses années, rester hors d'atteinte de ce fléau qui ravageait l'Amérique du Nord.

Le lien entre l'obésité et le diabète est bel et bien établi : 80 % des diabétiques sont obèses et 20 % des obèses sont diabétiques ou intolérants au glucose.

Parmi les personnes diabétiques, 10 % sont atteintes du diabète de type 1, provoqué par un défaut de production d'insuline par le pancréas ; c'est une maladie auto-immune. 90 % des diabétiques souffrent d'un diabète de type 2, avec une grande proportion d'individus en surpoids.

QU'EST-CE QUE LE DIABÈTE DE TYPE 2 ?

Le diabète se définit par une élévation persistante du sucre dans le sang. C'est une maladie chronique qui survient quand le pancréas ne produit pas assez d'insuline de bonne qualité ou quand l'organisme ne peut pas utiliser efficacement l'insuline produite.
Aujourd'hui, de plus en plus d'enfants et d'adolescents en sont atteints. L'alimentation riche en sucres rapides et en graisses ainsi que la sédentarité sont, comme pour le surpoids et l'obésité, les facteurs qui contribuent à ce phénomène de résistance à l'insuline. Cette résistance à l'insuline est le premier signe annonciateur, si rien n'est fait, de la mise en place d'un diabète de type 2.

QU'EST-CE QUE L'OBÉSITÉ ?

L'obésité se met en place le plus souvent insidieusement, sans que les parents ne s'en aperçoivent. L'adulte et l'enfant en prennent conscience tardivement. L'enfant assis sur le toboggan glisse sur une pente douce ; puis, soudainement, la pente s'accélère et l'obésité est là, visuellement présente, avec toutes les complications qu'elle entraîne.
Rien ne ressemble plus à un petit obèse naissant qu'un petit enfant potelé.
Si votre enfant a une alimentation équilibrée et qu'il est en pleine santé, inutile de vous inquiéter ! Comment en être sûr ? par le calcul de son IMC (indice de masse corporelle), détaillé dans l'encadré ci-après. En revanche, la dérive alimentaire sournoise engendrée par notre nouveau type d'alimentation (plats préparés, goûters gras et sucrés, boissons sucrées) peut entraîner une prise de poids anormale. Il est alors nécessaire que vous retrouviez les bonnes bases et les bons repères. Référez-vous à la présentation de la pyramide page 101.

L'IMC

L'indice de masse corporelle (IMC) est une grandeur qui permet d'estimer la corpulence. Un enfant est considéré en surpoids lorsque sa courbe d'indice de masse corporelle (IMC) – qui se trouve dans le carnet de santé – est au-dessus du 97e centile des courbes de corpulence françaises. (Confère courbe ci-après.) Ces courbes tiennent compte de trois données : âge, poids et taille de l'enfant.

L'IMC se calcule ainsi :

$$IMC = \frac{\text{poids (kg)}}{\text{taille (en mètre)} \times \text{taille (en mètre)}}.$$

La valeur obtenue est reportée sur les courbes de corpulence de référence pour permettre de situer celle d'un enfant en fonction de son âge et de son sexe.

Un changement de couloir vers le haut est un signe d'alerte.

Courbe de corpulence chez les garçons de 0 à 18 ans*

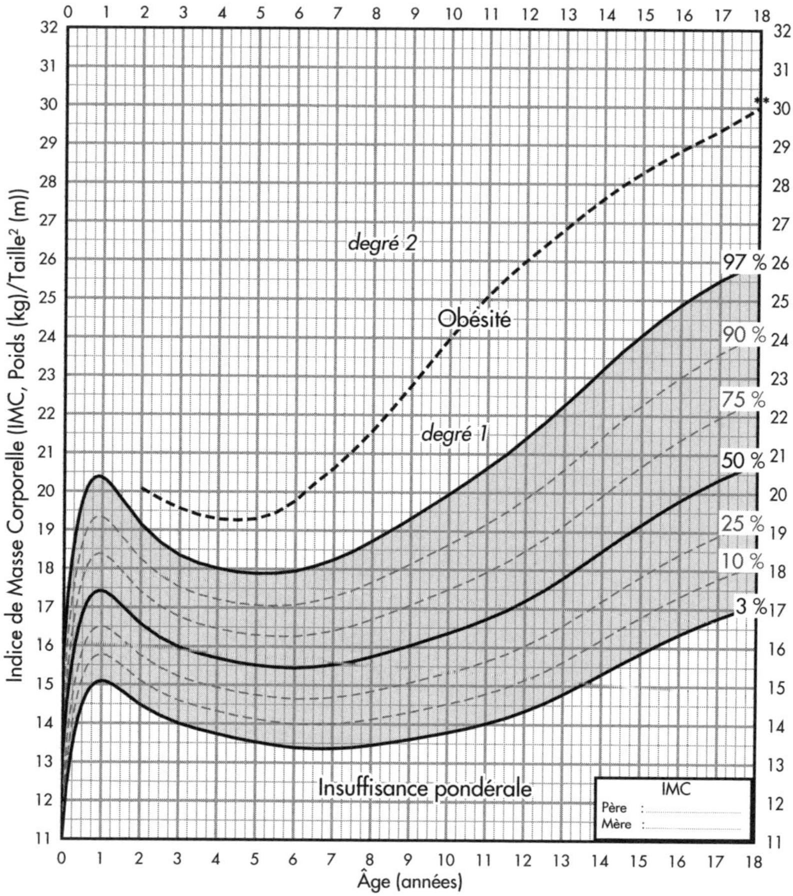

* Source : www.sante.gouv.fr

Courbe de corpulence chez les filles de 0 à 18 ans*

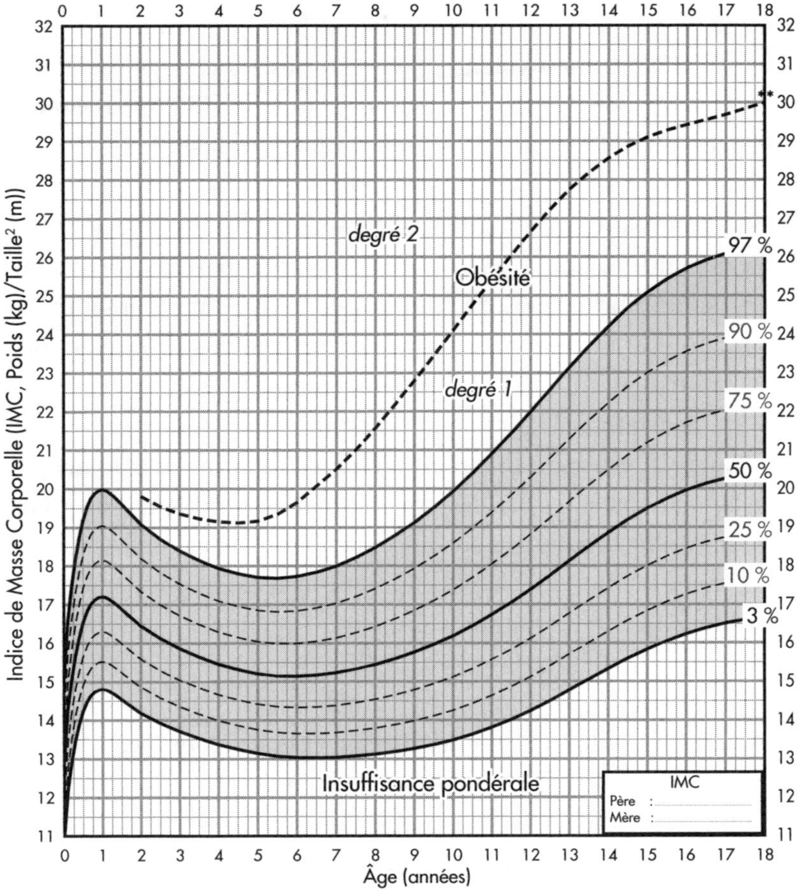

Fruit de l'industrialisation de nos sociétés modernes, l'obésité est multifactorielle : elle résulte à la fois d'une activité trop sédentaire et d'une alimentation trop importante, trop riche en lipides (graisses) et en glucides simples (sucres rapides).

* Source : www.sante.gouv.fr

Il ne faut pas attendre que les enfants deviennent obèses pour se soucier de leur comportement, de leur alimentation et de leur activité physique. La prévention doit se faire jour après jour pour acquérir une bonne hygiène de vie. Toutes les classes sociales et toutes les régions de France, urbaines comme rurales, peuvent être touchées, aussi bien chez les garçons que chez les filles.

Plus d'un enfant sur deux trop gros sera un adulte obèse.
Cela dépend de nous tous : parents, grands-parents, médecins, enseignants, industriels de l'agroalimentaire, car s'alimenter au quotidien doit être un plaisir, une découverte des saveurs, et non un souci majeur et une menace constante.
Nous le constatons de plus en plus autour de nous : manger juste ce qu'il faut est indispensable pour n'être ni trop gros ni trop maigre. Tous les enfants et les adultes, touchés par ces problèmes de poids, ne savent plus réguler la quantité et la qualité de ce qu'ils consomment. Avec bientôt 20 % de la population en excès pondéral, on ne peut que constater combien s'alimenter sainement est difficile.

Les conséquences

Plus l'obésité est précoce, plus elle est difficile à enrayer.
L'obésité infantile entraîne des conséquences graves sur la santé, notamment rhumatologiques, pneumologiques, psychologiques et métaboliques. Elle est directement à l'origine de cas de diabète de type 2 chez des jeunes, une forme de diabète qui ne concernait jusqu'alors que les adultes.
Il y a un lien étroit entre la surcharge pondérale, l'obésité, le diabète et les facteurs de risques cardio-vasculaires.
Nous savons qu'un enfant en surpoids a de grandes chances, s'il ne modifie pas son comportement alimentaire avant l'adolescence, de rester en surpoids à l'âge adulte, voire de devenir obèse. Ainsi,

rappelons-le, 50 % des enfants en surpoids ou obèses entre 3 et 10 ans seront des adultes obèses.

Du point de vue de la santé, le taux de mortalité est plus élevé et les maladies liées à la surcharge pondérale plus nombreuses. Les articulations souffrent, la peau se tend, la graisse se localise à certains endroits de façon définitive. L'organisme de l'enfant prend les empreintes de la corpulence. Ainsi, son corps apprend à manger plus et à réclamer plus, il apprend à stocker et à dépenser moins. L'enfant s'essouffle, peine à courir et a du mal à récupérer après un effort physique.

Du point de vue social, l'obésité est facteur d'isolement : l'enfant obèse évite les activités parascolaires et n'a plus envie de faire du sport, car il lui est devenu difficile de se mouvoir et qu'il a honte.

Comment faire ?

Si vous constatez, seul ou avec l'aide de l'infirmière scolaire ou de votre médecin de famille, que votre enfant est en surpoids, c'est qu'il y a un problème lié à son alimentation. Vous devez alors :

- Ne pas imposer de diète, car un enfant ne doit jamais faire de régime.
- Retrouver les bons aliments et lui montrer l'exemple. L'enfant n'est pas seul concerné par ce dérapage, toute la famille doit s'y mettre. Il s'agit de recouvrer des repères simples, comme le goût des vrais aliments.
- Revenir au bon sens sans faire de médicalisation à outrance. Encourager l'enfant à prendre un petit déjeuner, faire quatre vrais repas par jour (à table et en famille ; cela limite les envies de sucreries entre les repas), cuisiner ensemble.
- Lui apporter une hygiène de vie, nécessaire à tous les enfants de cet âge. Par exemple : quatre repas par jour, et pas cinq ou six, avec des plats aux saveurs variées, et pas uniquement sucrés ou salés.
- L'aider à se motiver pour faire du sport en cherchant une activité qu'il aime, dans laquelle il puisse être valorisé et s'épanouir ;

il faut l'encourager à se mouvoir chaque jour et à y trouver du plaisir.

- Ne pas le laisser seul trop longtemps, et réduire le temps passé devant la télévision ou les jeux vidéo.
- Découvrir les aliments avec lui, l'aider à cuisiner, à sentir, à goûter, et observer l'évolution de sa perception et de ses goûts.

N'oublions pas que nous avons tous, en chacun de nous, les repères liés à une bonne alimentation. Certains les ont perdus ; il s'agit de les retrouver. Plus vous vous y prendrez tôt avec vos enfants, plus le rattrapage sera aisé. Pour les 2-12 ans, la famille est l'endroit où les bons repères peuvent se perdre, mais aussi où ils peuvent se reconquérir.

➔ *Limiter les aliments à indice glycémique élevé*

L'index glycémique (IG) d'un aliment correspond à la variation du taux de sucre dans le sang (la glycémie) consécutive à l'ingestion de cet aliment.
Chaque aliment fait varier différemment le taux de sucre dans le sang. Ce taux est comparé à un aliment de référence, le glucose, dont l'IG est égal à 100. On considère qu'un IG à 60 est élevé, et entre 40 et 60, moyen. Plus l'IG est bas, inférieur à 40, plus l'apport énergétique est durable.
Les boissons sucrées, le pain blanc et les gâteaux sont des aliments à index glycémique élevé (viennoiseries, miel : 95 ; pain blanc, riz blanc : 70). On les nomme « sucres rapides » (glucides simples), par opposition aux « sucres lents » (glucides complexes) dits « aliments à index glycémique bas ». Parmi ces derniers on trouve les céréales complètes (pain complet, riz complet : 50), les légumineuses (lentilles, haricots blancs : 30) et les légumes (légumes verts : 15).

Seul un apprentissage du goût et des nouveaux aliments permet de quitter la saveur sucrée, innée. La découverte des autres saveurs nous apprend ensuite à déguster avec plaisir ces nouveaux aliments.

➔ *Rompre avec la monotonie alimentaire*

Cette monotonie peut commencer très tôt, puisque tous les enfants nourris au lait infantile paralysent leur éveil gustatif. À l'âge où leur perception sensorielle est exacerbée, ils ne peuvent stimuler leurs papilles. Ils ne découvrent qu'une seule saveur et une seule odeur alimentaires, celles du lait sucré qui, jour après jour, reste identique.

Ce même processus se poursuit parfois avec une alimentation standardisée à base de petits plats préparés industriels qui sont, le plus souvent, insipides ou sucrés. Manger ces petits pots de temps à autre n'a que peu d'incidence, mais consommés régulièrement, ils instaurent également la monotonie alimentaire. L'enfant s'habitue à ce qu'on lui donne. Comment un enfant, coutumier de ce type d'alimentation, peut-il apprécier une purée de carottes et de pommes de terre maison, tellement éloignée de ses habituels petits pots sur le plan des saveurs ?

Par la suite, en grandissant, son besoin d'autonomie et d'affirmation modifie son approche de la nourriture. L'adulte doit en tenir compte dans l'apprentissage et la transmission des nouvelles saveurs.

La monotonie alimentaire se poursuit pour certains avec les aliments « tout prêts ». Prenons un exemple : qu'est-ce qui ressemble plus à un bâtonnet de surimi au crabe, au goût uniformisé de crabe, qu'un autre bâtonnet de crabe ?

La monotonie est le piège dans lequel adultes et enfants peuvent s'enfermer. C'est le résultat de la « perfection » et de la standardisation alimentaire. En nous habituant à un aliment particulier, qui devient exclusif, nous refermons les portes de la découverte. Le Nutella est une pâte à tartiner ayant un succès considérable auprès des 2-12 ans et plus. Sur l'ensemble des goûters proposés, il arrive en tête, et bon nombre d'enfants affirment qu'ils ne peuvent s'en passer. Où est le problème, s'ils aiment cela ? Il n'y a pas de problème en soi, il y a juste un enfermement dans une saveur donnée, très sucrée et très grasse.

Teneur en graisses et en sucre de quelques aliments parmi les plus consommés par les enfants

Produits	Quantité pour 100 g	
	Matières grasses	Sucre (glucides simples)
Barquettes à la fraise LU	2,5 g ½ cuillère à café d'huile	42 g 8 morceaux et ½ de sucre*
Barre de céréales CHOCAPIC	14,7 g 3 cuillères à café d'huile	38 g 7 morceaux ¾ de sucre
Pâte à tartiner NUTELLA	31 g 6 cuillères à café d'huile	55 g 11 morceaux de sucre

* Un morceau de sucre pèse 5 g.

5. À TABLE !

Le choix des aliments

Privilégions les légumes frais de proximité et de saison, sans conservateurs, sans pesticides ou, au pire, ayant subi des traitements acceptables et non renouvelés de façon systématique durant la culture et la conservation.

Les fruits et les légumes sont bien fermes, avec une peau lisse, non flétrie. Les fruits et légumes de saison ont plus de chance d'être fraîchement cueillis. Plus faciles à trouver et en plus grande quantité, ils sont aussi moins chers*.

Les aliments simples comme les carottes, les poireaux, les pommes de terre, les légumineuses donnent toujours, lorsqu'ils sont bien assaisonnés, des plats savoureux.

Pour les poissons, orientez-vous vers les poissons entiers, la référence qualité « petit bateau », indique que le poisson est normalement péché dans la nuit par des artisans pécheurs. Un beau poisson doit avoir la peau brillante, l'œil vif et bombé ; il doit sentir bon la marée et non pas l'ammoniaque. Évitez les filets de poisson levés d'avance ; ils sont découpés et présents sur l'étale depuis un certain temps. Ils proviennent de poissons abîmés et sont aspergés de conservateurs.

Réservons les sauces et les plats préparés du commerce pour les dépannages.

Préférons le pain au levain naturel, avec des céréales complètes et biologiques de qualité. Il est rassasiant. Son goût est légèrement acide, sa mie est sucrée et sa croûte est peu friable.

---

* Le tableau des légumes et fruits de saison se trouve en annexe 1.

L'huile doit être de qualité, c'est un aliment cru qui ne supporte ni la chaleur ni la lumière ; elle doit être extraite à froid. Elle doit être également la plus naturelle possible, ni raffinée, ni désodorisée à la vapeur, ni neutralisée pour éviter son rancissement. Les huiles ont toutes des qualités différentes ; aussi, varions notre consommation avec le tournesol, l'olive, en privilégiant les plus riches en acides gras insaturés.
Les modes de cuisson ne doivent pas altérer les aliments choisis. Pour la cuisine au quotidien, préférez la cuisson à l'étouffée (voir chapitre « Comment s'organiser »).

Les repas au rythme de la journée

Nous mangeons pour nourrir notre corps, et nous lui apportons les nutriments nécessaires pour lui permettre de bien fonctionner aussi bien physiquement qu'intellectuellement.
Pour cette raison, le rythme et la répartition des quatre repas par jour sont importants : petit déjeuner, déjeuner, goûter et dîner. Si nous apprécions d'être rassasiés, respectons également nos sensations de faim en veillant à ne pas nous laisser envahir par la suralimentation.

QUATRE REPAS PAR JOUR

Qu'on se le dise, quatre repas par jour, ce n'est pas :

- un petit déjeuner à 7 h 30 ;
- un gâteau à 10 heures dans la cour de récréation ;
- un déjeuner à midi à la cantine ;
- un goûter à 16 heures dans la cour de récréation ;
- un goûter à 17 h 30 à la maison ;
- un dîner à 19 heures.

Il est malheureusement très facile de mettre en place de mauvaises habitudes alimentaires, sources d'un vrai déséquilibre nutritionnel.
L'intérêt des quatre repas par jour est d'être en phase avec les besoins de l'enfant. La nourriture n'est pas omniprésente. Les repas sont instaurés pour répondre à un besoin de s'alimenter ; stimulés par la faim, nous organisons ainsi une pause conviviale autour d'une table.
Chez l'enfant, la base de l'alimentation est constituée de glucides complexes, anciennement appelés « sucres lents », que l'on trouve dans les féculents, les céréales peu raffinées et les légumineuses. Ces dernières doivent être consommées et préparées sans trop de matières grasses.
De nombreux enfants prennent leur déjeuner à la cantine. S'ils ne plaisent pas toujours, ils sont théoriquement équilibrés, quoique, dans certains établissements, leur densité calorique soit trop importante.
Le goûter est pris à l'école *ou* à la maison, mais l'enfant ne prend pas les deux. Le dîner rééquilibre la journée alimentaire ; il est simple, sans sucreries ni boissons sucrées.
Les légumes et les fruits sont consommés le plus naturellement possible, crus ou cuits, avec des sauces ou des assaisonnements divers, mais sans excès. Les portions sont adaptées à chaque enfant selon sa taille, son âge et son activité physique.

LE PETIT DÉJEUNER

Petit déjeuner d'un empereur.

C'est un repas aussi important que les autres : il permet aux enfants et aux adultes de bien démarrer la journée. Il doit apporter les nutriments nécessaires pour nous maintenir éveillés et concentrés toute la matinée, sans coups de pompe ni fatigue, jusqu'au repas de midi. Le petit déjeuner est le premier repas de la journée, il doit apporter 20 à 25 % des besoins quotidiens. La récréation est un moment pour jouer, se défouler : l'enfant qui a pris un petit déjeuner adapté à ses besoins n'a pas faim. La cour n'est pas une base de pique-nique, mais un terrain de jeu où, occupés à s'amuser, les enfants ne pensent pas à manger.

Pour bien commencer la journée, le petit déjeuner, c'est varié :

- Des céréales, des vraies, les plus simples et les plus complètes possible, donc biologiques, pour éviter les produits chimiques de synthèse. Elles apportent les glucides complexes, source d'amidon, qui permettent de tenir toute la matinée jusqu'au repas de midi, sans fatigue.
- Une boisson chaude.
- Un produit laitier.
- Des fruits frais de saison, entiers ou pressés,
- Quelques fruits cuits ou secs : amandes, noisettes, raisins secs…

Quelques exemples…

➔ *Le lundi*

- Une pomme cuite.
- Une boisson chocolatée.
- Une tranche de pain complet avec du beurre.

➔ *Le mardi*

- Une orange pressée.
- Des flocons de céréales aplatis (avoine) avec du lait d'amande.
- Des fruits secs : noisettes et raisins.

➔ *Le mercredi*

- Un yaourt ou du fromage blanc.

- Un morceau de baguette avec de la confiture.
- Des fruits secs : pruneaux, dattes, figues.

➔ *Le jeudi*

- De la crème Budwig (voir recette ci-après).
- Une infusion de fruits rouges.

➔ *Le vendredi*

- Un citron chaud avec du miel.
- Une compote de poires.
- Une tranche de pain complet avec du beurre.
- Un morceau de fromage.

➔ *Le samedi*

- De la faisselle.
- Une compote aux abricots ou de la purée de marrons.
- Une banane.
- Des flocons de céréales (épeautre) avec des graines de tournesol et des amandes.

➔ *Le dimanche*

- Un gâteau aux noix ou, selon la saison, des cookies aux abricots.
- Un demi-pamplemousse pressé.
- Une petite tranche de pain avec du beurre.
- Une boisson chaude.

LE DÉJEUNER

Déjeuner comme un prince.

Il est varié et suit le rythme des saisons.
Voici des idées de menus pour le déjeuner, en fonction des différentes saisons : printemps, été, automne, hiver.
Les recettes suivies d'un astérisque sont détaillées dans la rubrique « Recettes au rythme des saisons » page 133.

Quelques exemples...

➔ *Au printemps*

- Bouchées au thon, Potée de riz aux lentilles*, Fraises macérées au gingembre.
- Salade souricette*, Papillotes de cabillaud aux herbes*, Riz pilaf, Fruits de saison.

➔ *En été*

- Carottes râpées, Filets de merlan au basilic*, Boulgour nature, Mélange de fruits rouges.
- Courgettes gratinées au jambon fumé*, Salade verte, Yaourt.

➔ *En automne*

- Salade de mâche, Maquereau à l'étouffée*, Fromage de chèvre, Pêche de vigne.
- Salade de champignons rose*, Porc à la provençale*, Crumble à la rhubarbe et aux pommes*.

➔ *En hiver*

- Toasts à la sardine, Purée aux légumes d'hiver*, Salade de mâche, Papillotes de fromage de chèvre à l'ananas.

- Salade de pommes bretonne*, Tajine de poulet aux olives et au citron*, Coquillettes au fromage, Dattes.

LE GOÛTER

Le goûter est rapide et léger car, après une journée d'école, dans la cour ou dans le jardin, l'enfant joue et se défoule avec les copains.
Il ne doit pas être trop rapproché du dîner : un goûter à 17 heures, c'est un repas à 19 h 30. Il faut laisser à l'organisme le temps nécessaire à la digestion. Plus il se rapproche du dîner, plus il doit être léger. Il doit être également varié afin de se régaler et de patienter jusqu'au dîner.

Quelques exemples…

➔ *Le lundi*

- Deux tartines avec un morceau de chocolat.
- Une boisson chaude ou froide.

➔ *Le mardi*

- Un fruit de saison : une pomme ou des cerises.
- Une tranche de pain perdu.

➔ *Le mercredi*

- Un yaourt avec une compote de pommes.
- Une tranche de pain.

➔ *Le jeudi*

- Une ou deux tranches de pain beurrées recouvertes de fraises ou de rondelles de banane.
- Un verre de lait d'amande.

➔ *Le vendredi*
- Une tranche de pain recouverte de miel et de purée d'amandes.
- Une poire.

➔ *Le samedi*
- Une part de gâteau au yaourt.
- De la purée d'abricots.

➔ *Le dimanche*
- Une tranche de pain avec un morceau de chocolat.
- Un fruit.

LE DÎNER

Dîner comme un mendiant.

Il est léger et varié au rythme des saisons.
Voici des exemples de menus pour le dîner. Les recettes suivies d'un astérisque sont détaillées dans la rubrique « Recettes au rythme des saisons » page 133.

Quelques exemples…

➔ *Au printemps*
- Crème de pois cassés au cumin*, Œufs à la coque et mouillettes, Salade, Faisselle de brebis.
- Salade de mâche et endives, Quiche aux courgettes*, Bananes au four d'Anne*.

➔ *En été*
- Concombre au yaourt*, Pommes de terre nouvelles en robe des champs, Purée d'abricots aux deux amandes*.
- Artichaut vinaigrette, Ma pizza pain*, Fromage blanc et purée de fruits.

➔ *En automne*

- Potage de potimarron*, Boulgour aux champignons*, Salade verte aux noix, Pomme.
- Radis noir et pain, Omelette au parmesan, Salade verte, Pommes surprise à la cannelle*.

➔ *En hiver*

- Salade d'endives et d'avocat aux pommes, Gratin de pommes de terre*, Compote de poires au citron*.
- Crème de chou-fleur*, Galettes de flocons, Fromage blanc et miel.

QUELLE BOISSON ?

L'eau est indispensable à l'organisme pour drainer et transporter les éléments nécessaires à son bon fonctionnement. Elle ne doit pas être chargée en minéraux, peu assimilables par l'organisme. Pour cela, il faut préférer une eau de source ayant peu de résidus secs. Elle circule dans l'organisme et élimine les toxines.

Les enfants qui boivent de l'eau entre les repas et à table s'habituent à sa saveur ; ils ne sont pas à la recherche de boissons sucrées, tandis que les enfants coutumiers des boissons aromatisées réclament constamment leurs marques favorites. Ils ne savent pas boire et apprécier l'eau, trop fade à leur goût.

Si l'eau la plus naturelle possible doit rester la boisson de base, gardons quelques boissons favorites pour les jours de fête.

Cela peut être un jus de pomme ou un jus de raisin naturel. La saveur des fruits, riches en fructose, les rend particulièrement agréables pour un goûter entre copains. Attention à la plupart des boissons du commerce, qui sont enrichies en glucose, fructose ou autres édulcorants, colorants ou conservateurs.

À table au rythme des saisons

COMMENT S'ORGANISER ?

LES USTENSILES POUR CUISINER

Tout est plus simple lorsque vous disposez d'ustensiles adaptés. En effet, si les blancs en neige peuvent se battre à la fourchette avec un peu d'huile de coude, vous constaterez rapidement qu'un équipement adéquat facilite la tâche. Votre matériel doit être adapté et facile d'utilisation. Il est judicieux d'avoir de bons appareils si vous avez de la place sur votre plan de travail ; leur usage est alors rapide et efficace pour répondre à vos besoins.
Attention, certains robots sont complexes et dangereux pour des petites mains peu expérimentées ! Il faut savoir privilégier le mélange des ingrédients à la force du poignet, avec une cuillère en bois ou un fouet ; cela rend d'ailleurs la préparation beaucoup plus concrète et ludique.
Dans tous les cas, ne laissons jamais un robot électrique à portée des enfants lorsqu'ils sont seuls.

Pour la préparation des légumes et des fruits, il vous faut :

- une bassine ;
- une planche à découper ;
- une passoire, un égouttoir, une essoreuse à salade ;
- un couteau économe, des ciseaux de cuisine, un vide-pomme ;
- des couteaux de diverses tailles ;
- un moulin à main ou électrique pour râper ou émincer les légumes ;
- un presse-agrumes ;
- un presse-purée à main ;
- une râpe à fromage ;
- un moulin pour broyer le chocolat ou les noisettes ;

- un moulin à céréales ou à café pour moudre les céréales ;
- un moulin à légumes ou un mixeur ;
- une balance, un verre doseur ;
- une écumoire, une passoire ;
- un fouet métallique ;
- un mortier ;
- de la ficelle ;
- du papier sulfurisé ;
- des bols, saladiers et plats de différentes tailles pour y mettre vos préparations.

Pour la préparation des plats et des desserts, il vous faut :

- un fouet, une spatule ;
- des cuillères : en bois, à café, à soupe ;
- une Maryse (une spatule plate pour bien racler le plat) ;
- un fouet électrique pour battre les œufs et les crèmes ;
- un rouleau à pâtisserie ;
- des ramequins ;
- des moules divers.

Pour la cuisson, il vous faut :

Pour préserver la qualité des aliments sans les altérer, nous limiterons au maximum l'utilisation des graisses qui, sous l'effet de la chaleur, brûlent pour donner des benzopyrènes cancérigènes. Nous éviterons la cuisson à l'eau, qui capte et dissout une quantité importante de minéraux et d'acides gras contenus dans les aliments, ainsi que la cuisine à forte température, qui détruit les vitamines. Il est donc nécessaire d'être vigilant et de bien choisir son ou ses modes de cuisson.

À quoi sert-il d'acheter de bons aliments, parfois coûteux, comme le poisson ou l'huile d'olive première pression à froid, pour ensuite les altérer lors de la cuisson ?

L'idéal est d'avoir :

- des casseroles de différentes tailles ;
- une poêle ;
- un faitout ;
- un cuit-vapeur ;
- des plats de différentes tailles, adaptés à la cuisson au four ;
- des moules à gâteaux.

Tout ce matériel, en Inox à fond épais et avec des couvercles appropriés, permet une cuisson à température douce, à l'étouffée ou à la vapeur, sans détériorer les aliments.

LES CUISSONS À PRIVILÉGIER

La préparation à l'étouffée

C'est une cuisson sans eau. Son principe est de cuire les aliments à feu très doux (moins de 90 °C), sans adjonction de liquide, en utilisant l'eau contenue dans les aliments eux-mêmes. Elle ne prend pas plus de temps qu'une cuisson à la vapeur et le thermostat, sur le couvercle, permet de surveiller la température et de couper la source de chaleur lorsque celle-ci atteint 60-80 °C. La cuisson se poursuit ensuite tranquillement sans énergie extérieure et sans votre présence.

Les ustensiles utilisables pour la cuisson à l'étouffée, bien qu'onéreux à l'achat, représentent un investissement utile : les saveurs et les qualités intrinsèques des aliments sont préservées. Différents fabricants proposent des séries de casseroles, faitouts, sauteuses, avec leur couvercle respectif, en acier Inox 18/10. Le fond épais de ces ustensiles permet une bonne répartition de la chaleur. Un contrôle de la température est possible sur certains d'entre eux grâce au thermostat placé sur le couvercle. La température indiquée sur la sonde qui traverse le couvercle correspond à la chaleur à l'intérieur de l'unité de cuisson. Attention, certains fabricants commercialisent des systèmes plus rudimentaires où la prise de température se fait par un thermostat simplement posé sur le couvercle : la température affichée n'est donc pas révélatrice de la température réelle de cuisson !

L'utilisation du cuit-vapeur

Il permet à la vapeur lente de cuire les aliments sans détruire les nutriments les plus fragiles. L'eau utilisée ne provient pas du produit lui-même, elle est un adjuvant nécessaire à la cuisson. Ce liquide ne doit pas être consommé ni utilisé dans des préparations ; à sa couleur, vous observerez qu'il a recueilli toutes les toxines et impuretés rejetées par les aliments.

Le four électrique ou à gaz

Il est le plus souvent utilisé à une température élevée (220 °C) qui détériore les aliments ; il sera donc employé occasionnellement, le plus souvent possible à moins de 200 °C pour la réalisation de certains plats conviviaux comme les gâteaux ou les gratins. Il garde l'avantage, surtout lorsque la porte est vitrée, de pouvoir observer et apprécier la cuisson. Je trouve qu'il n'y a rien de plus beau que de regarder des pommes au four : elles grossissent et se dorent, certaines transpirent de tout leur jus, d'autres se fendent en laissant échapper une mousse onctueuse. Ce spectacle est, pour les gourmands, une véritable mise en bouche.

LES CUISSONS À ÉVITER

Nous éviterons le four à micro-ondes ainsi que l'autocuiseur, car tous deux ont pour but d'accélérer le temps de cuisson au détriment de la qualité. Ils sont dangereux d'utilisation et donc particulièrement déconseillés lors de la cuisine avec des enfants.

Le micro-ondes

C'est l'ustensile le plus secret quant à ses répercussions sur l'alimentation. Il faut s'en inquiéter pour deux raisons.

La première, bien connue des services de pédiatrie, concerne le nombre important d'accidents domestiques liés à son utilisation pour réchauffer des aliments pour bébé, entraînant ainsi de graves brûlures à l'œsophage. La spécificité de ce mode de chauffage sort de nos repères habituels : le contenant (le biberon ou le bol) n'est pas chaud au toucher, en revanche le liquide réchauffé, lui, est brûlant !). À cela s'ajoutent les précautions d'emploi relatives à l'altération de l'étanchéité et au passage d'ondes néfastes pour l'être humain.

La deuxième raison concerne la qualité nutritionnelle des aliments soumis à ce mode de chauffage, qui s'effectue par agitation des molécules d'eau contenues dans l'aliment. C'est un véritable matraquage énergétique : le principe du micro-ondes consiste à bousculer la structure de l'aliment. Le plat est froid, mais l'aliment est chaud, voire brûlant. Ce type de four est équipé d'un tube à vide à émission thermoélectronique capable d'émettre 2 450 MHz d'énergie micro-ondulatoire (hyperfréquences). Ces ondes, de nature non ionisante, vont changer l'orientation des molécules d'eau de l'aliment 2 milliards 450 millions de fois à la seconde. Comment imaginer que des nutriments en sortent intacts ? En particulier, que deviennent les vitamines hydrosolubles et les acides gras insaturés les plus fragiles ?

Il n'y a pas destruction totale puisqu'il reste quelques traces de vitamines, mais la structure interne de l'aliment est profondément modifiée et risque de provoquer des carences chez l'enfant.

L'autocuiseur

Il permet une rapide montée en température (110 °C). Tous les modes de cuisson sont possibles dans cet appareil, particulièrement la cuisson à l'étouffée ou à la vapeur. Cette température de 110 °C est excessive et trop rapidement atteinte ; il en résulte une altération des protéines et des graisses, pourtant indispensables à notre organisme.

Les grillades et les fritures

Ce sont des cuissons violentes. Non seulement les aliments y perdent leur qualité nutritive, mais ils génèrent aussi des produits toxiques. Les bains d'huile sont d'autant plus dangereux qu'ils seront réutilisés plusieurs fois. Ces modes de cuisson sont à éviter, sauf lors des repas exceptionnels, que les enfants ne réalisent jamais seuls : cuisson des beignets, des bottereaux ou des bugnes.

QUELQUES RÈGLES D'HYGIÈNE ET D'ORGANISATION

- Mettre un tablier pour protéger les vêtements.
- Se laver les mains et les ongles avant et plusieurs fois en cours de préparation et s'essuyer les mains soigneusement.
- Installer la recette dans un endroit où elle sera facile à consulter.
- Préparer un plan de travail bien propre.
- Sortir tous les ingrédients et les ustensiles nécessaires à l'élaboration du plat.
- Lorsqu'une tâche est difficile à réaliser (sortir un plat du four, manipuler des couteaux tranchants ou un appareil électrique), solliciter l'aide d'un adulte.
- Faire la vaisselle au fur et à mesure pour éviter la corvée lorsque la recette est terminée. Autre solution : faire tremper dans une bassine remplie d'eau tiède les ustensiles après leur utilisation ; la vaisselle en sera facilitée.

COMMENT LIRE LES RECETTES ?

Les mesures et leurs équivalences

	Bol	**Verre**	**Pot à yaourt**	**Cuillère à soupe (rase)**	**Cuillère à café (rase)**
Liquide	½ l	20 cl ou 1/5 de l	12,5 cl ou 1/8 de l	1,5 cl	0,5 cl
Eau	500 g	200 g	120 g	15 g	4 g
Farine	300 g	120 g	75 g	10 g	4 g
Riz	450 g	180 g	110 g	15 g	5 g
Sel fin	–	–	–	13 g	4 g
Sucre en poudre	475 g	180 g	110g	15 g	5 g
Huile/ beurre fondu	–	–	–	15 g	5 g

Liste des abréviations utilisées :

– c. à s. : cuillère à soupe
– c. à c. : cuillère à café
– kg : kilogramme
– g : gramme
– min : minute
– h : heure

Repères visuels pour apporter des informations complémentaires :

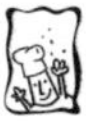 : ambiance, convialité, intervention possible de l'enfant dans la préparation du plat.

 : complément de connaissances ou particularité de la recette.

 : repas de fête, le top au niveau des saveurs.

Partie 3

Recettes au rythme des saisons

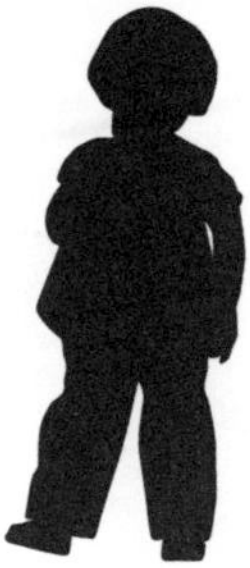

RECETTE DE LA CRÈME BUDWIG DE MME KOUSMINE

Voici un plat familial très intéressant. Préparée le matin, cette crème apporte à toute la famille les éléments nutritifs qui permettront aux adultes comme aux enfants de tenir la matinée sans subir le coup de fatigue de 10 heures. Pour l'enfant en bas âge, il suffit (au cours de la réalisation) de mettre une cuillerée ou deux de côté pour un plat que vous préparerez à son attention.

Ingrédients pour 1 personne :

- 4 c. à c. de fromage maigre ou de yaourt de soja ;
- 2 c. à c. d'huile de tournesol première pression à froid ;
- ½ citron pressé ;
- 1 banane bien mûre ou 1 c. à c. de miel ;
- 2 c. à c. de graines oléagineuses fraîchement broyées : amandes, noisettes, graines de lin… ;
- 3 c. à c. d'une céréale complète fraîchement moulue et crue, au choix : avoine, orge mondé, riz complet, sarrasin (sans gluten : riz, sarrasin, millet) ;
- 1 fruit frais de saison, mixé ou coupé en fines lamelles.

La crème Budwig est un repas cru, composé uniquement de produits frais. Réalisée avec des ingrédients naturels, elle permet des apports intéressants en vitamines, oligo-éléments et calories. Bien préparée, elle est appréciée des enfants. Son goût peut varier au fil des saisons puisqu'on y incorpore des fruits écrasés ou en morceaux.

Mélangez tous les ingrédients et c'est prêt !

On peut bien sûr prendre tous les aliments séparément, mais l'intérêt de ce plat (en dehors de sa richesse nutritionnelle) est qu'il permet de créer une habitude matinale alimentaire et de ne pas partir le ventre vide.

Évitez de faire des mélanges de céréales, tout particulièrement si vous avez un estomac délicat, car

la digestion est alors beaucoup plus difficile. Pour moudre les céréales, vous pouvez utiliser un moulin à café.
Vous pouvez également prendre du lait d'amande ou un yaourt de brebis à la place du fromage maigre.
La crème Budwig est un aliment de suite d'allaitement complet et agréable. Le tout est de l'introduire de manière progressive, en testant régulièrement chaque composant par rapport aux réactions de l'enfant.

➔ *À partir de 6 mois*

Vous pouvez commencer par donner le lait infantile et les céréales.
Le plus simple est de poursuivre avec le lait infantile (210 ml) que vous utilisez habituellement et d'ajouter 2 cuillères à café de riz complet finement moulu (10 g).
Autre possibilité : vous pouvez prendre du lait d'amande dans lequel vous ajoutez 20 gouttes d'huile de tournesol de première pression à froid, du fromage blanc ou un yaourt de brebis, et 2 cuillères à café de riz complet finement moulu.

➔ *À partir de 9 mois*

Les ingrédients que vous utilisez actuellement sont bien acceptés.
Vous pouvez varier les céréales, sans les mélanger : riz complet, sarrasin, millet ou avoine.
Vous pouvez ensuite ajouter 4 amandes fraîchement moulues ou 1 cuillère à café de graines de tournesol ou de sésame.
Lorsque celles-ci sont bien acceptées, quinze jours plus tard, vous pourrez y associer une demi-banane, puis le demi-citron.

➔ *À partir de 12 mois*

La crème Budwig sera presque complète ; il vous suffira de choisir le fruit de saison bien mûr que vous ajouterez mixé, ou coupé en fines lamelles s'il a des dents.

RECETTES DU PRINTEMPS

Au printemps, il y a peu de légumes verts. Il faut être patient et attendre les asperges, les artichauts, les carottes, les concombres et les petits pois. Vous rechercherez les légumineuses ou les fruits cuits qui sont une alternative aux conserves.

Liste des recettes

➔ *Les entrées*

➔ *Les plats*

➔ *Les desserts*

PURÉE DE COURGETTES AU FROMAGE FRAIS

Préparation : 5 min.
Cuisson : 25 min.

À partir de 5 mois.

Ingrédients pour 4 personnes :

- 250 g de courgettes ;
- 4 c. à s. de fromage frais de chèvre.

Laver les courgettes et les couper en petits morceaux, sans les éplucher.
Les cuire à l'étouffée, les passer au moulin à légumes et ajouter le fromage frais.

LE HÉRISSON

Préparation : 30 min. *À partir de 24 mois.*

Ingrédients pour 6 personnes :

- 1 chou, vert ou rouge ;
- 100 g de gouda au cumin (1 tranche) ;
- 6 tomates cerises ;
- 100 g de mimolette (1 tranche) ;
- 6 gros radis ;
- 6 olives noires dénoyautées ;
- 50 g de roquefort ;
- 1 branche tendre de céleri ;
- 6 feuilles de salade coupées en fines lanières ;
- 24 à 30 petites piques en bois.

Couper en deux le chou. Installer une moitié bien à plat sur une assiette, et garder l'autre pour une recette ultérieure.

Préparer les bouchées :

– Couper le gouda au cumin et la mimolette en petits cubes.

– Regrouper chaque morceau de fromage avec un radis, une olive ou une tomate cerise.

– Couper des tronçons de céleri et les remplir de roquefort.

– Embrocher chaque bouchée (tomate-fromage, radis-fromage, olive-fromage, céleri-roquefort) sur une pique en bois, puis les planter dans le chou.

Disposer, tout autour du hérisson, les feuilles de salade coupées en fines lanières.

Amusant à réaliser, à tous les âges.

SALADE SOURICETTE

Préparation : 15 min.

À partir de 18 mois.

Ingrédients pour 4 personnes :

- 200 g de comté ;
- 1 belle laitue ;
- 1 c. à s. de levure maltée ;
- 1 c. à s. de graines de sésame ;
- du persil haché.

Pour la vinaigrette :

- 1 c. à s. de jus de citron ;
- 2 c. à s. d'huile d'olive première pression à froid ;
- du sel.

Laver la salade et l'essorer.

Couper le comté en petits cubes.

Dans un saladier, mélanger les ingrédients pour réaliser la vinaigrette.

Ajouter le fromage, la laitue, la levure maltée, le sésame et le persil.

Remuer juste avant de servir.

★ Variantes au rythme des saisons : ajouter des pommes, des radis, des raisins..

L'huile d'olive et l'huile de tournesol sont à privilégier pour l'assaisonnement des crudités. Chaque huile de première pression à froid a une odeur particulière et des propriétés différentes. Elles vous apportent des acides gras essentiels (oméga 9 et oméga 6).

SALADE DE BETTERAVES AUX NOIX

Préparation : 10 min.

À partir de 24 mois.

Ingrédients pour 4 personnes :

- 50 g de mâche ;
- 2 betteraves cuites ;
- 8 noix ;
- 2 c. à s. de ciboulette.

Pour la vinaigrette :

- 2 c. à s. d'huile d'olive première pression à froid ;
- 1 c. à s. de vinaigre balsamique ;
- ½ c. à c. de miel ;
- ½ c. à c. de moutarde à l'ancienne ;
- du sel.

Couper les betteraves en petits morceaux, laver soigneusement la mâche et l'essorer.

Préparer la vinaigrette en mélangeant tous les ingrédients. Saler si nécessaire.

Casser les noix.

Mélanger l'ensemble des ingrédients et agrémenter de noix concassées.

★ La noix se conserve toute l'année dans un endroit sec. Elle contient du cuivre, du magnésium et du potassium. Les fruits à coque (amandes, noisettes, pignons) sont riches en acides gras insaturés ; il ne faut pas en abuser, mais on peut en manger une dizaine (10 à 15 g) par jour.

SALADE DE FÈVES À LA PROVENÇALE

Préparation : 15 min. *À partir de 24 mois.*

Ingrédients pour 4 personnes :

- 3 tomates ;
- 1 poivron vert ;
- ½ concombre ;
- 1 petite salade ;
- 500 g de fèves fraîches ;
- ½ gousse d'ail (facultatif) ;
- 10 feuilles de basilic.

Pour la vinaigrette :

- 3 c. à s. d'huile d'olive première pression à froid ;
- 1 c. à s. de vinaigre de cidre ;
- du sel.

Laver la salade et l'essorer.

Écosser les fèves.

Peler le ½ concombre et le couper en fines lamelles.

Laver le poivron, le vider de ses graines et le couper en tronçons fins.

Couper la salade grossièrement et les tomates en quartiers.

Faire la vinaigrette en mélangeant les ingrédients. Saler si nécessaire.

Hacher finement le basilic et la ½ gousse d'ail, et les ajouter à la vinaigrette.

Mettre tous les légumes dans le saladier, mélanger délicatement avec la vinaigrette et servir aussitôt.

★ Utiliser des fèves très fraîches afin qu'elles soient tendres et afin de ne pas avoir à supprimer la seconde petite peau qui les recouvre.

Le poivron est riche en vitamine C.

SALADE DE POMMES DE TERRE AU THON

Préparation : 10 min.
Cuisson : 35 min.

À partir de 24 mois.

Ingrédients pour 4 personnes :

- 750 g de pommes de terre nouvelles ;
- 1 boîte de thon au naturel ;
- 12 olives noires ;
- du cerfeuil, du persil ;
- 1 gros oignon blanc (facultatif).

Pour la vinaigrette :

- 3 c. à s. d'huile de tournesol première pression à froid ;
- 1 c. à s. de vinaigre de cidre ;
- du sel.

Laver et brosser les pommes de terre, et les cuire pendant 35 minutes, de préférence à l'étouffée.

Préparer la vinaigrette dans le saladier en mélangeant les ingrédients. Saler si nécessaire.

Peler les pommes de terre encore chaudes, les couper en rondelles dans le saladier.

Ajouter (si vous le souhaitez) l'oignon coupé en fines rondelles et remuer délicatement.

Saupoudrer de persil haché et de cerfeuil.

Décorer avec quelques olives.

Servir accompagné du thon émietté présenté dans une assiette.

★ Présentées tièdes dans une salade, les pommes de terre sont plus moelleuses.

L'huile de tournesol de première pression à froid apporte de précieux acides gras essentiels. Elle convient bien aux crudités, car sinon ses propriétés sont détruites à la chaleur.

La particularité de la cuisson à l'étouffée est de cuire les aliments sans ajouter d'eau. Cela nécessite de remplir l'ustensile de cuisson aux deux tiers pour pouvoir démarrer la cuisson doucement.

CRÈME DE POIS CASSÉS AU CUMIN

Préparation : 20 min.
Attente : 1 nuit.
Cuisson : 40 min.

À partir de 9 mois.

Ingrédients pour 4 personnes :

- 500 g de pois cassés ;
- 1 blanc de poireau ;
- 3 c. à c. de cumin en poudre ;
- du sel et du poivre.

Faire tremper les pois cassés la veille dans de l'eau de source.
Laver et couper le blanc de poireau en petits tronçons ; l'ajouter aux pois.
Mettre dans un faitout, recouvrir d'eau de source (+ 1 cm) et faire cuire à couvert (de préférence à l'étouffée) pendant 40 minutes.
Saupoudrer de cumin et mixer. Saler et poivrer si nécessaire.
Ajouter de l'eau de source chaude, si besoin, pour délayer le potage.

La saveur des pois cassés nous permet d'attendre les légumes nouveaux, tels les petits pois.

Les légumineuses sont riches en amidon (glucides complexes), elles conviennent bien à l'alimentation des jeunes enfants, qui les apprécient. Associées aux céréales (comme ici avec une tranche de pain complet), elles sont une source de protéines très intéressante.
Pour la cuisson des légumes secs à l'étouffée, recouvrir les aliments d'eau de source (+ 1 cm). Lorsque la température de cuisson (60 à 80 °C) est atteinte, couper la source de chaleur ; la cuisson se poursuit toute seule.

POTAGE DE COURGETTES AUX VERMICELLES

Préparation : 10 min.
Cuisson : 30 min.

À partir de 12 mois.

Ingrédients pour 4 personnes :

- 4 courgettes ;
- 1 oignon ;
- 100 g de vermicelles ;
- du sel et du poivre.

Laver et couper les courgettes en morceaux. Ajouter l'oignon épluché et coupé en lamelles.

Recouvrir d'eau et faire cuire à couvert pendant 30 minutes.

Mixer les légumes, ajouter de l'eau de source chaude si besoin et reprendre la cuisson. Saler et poivrer si nécessaire.

Lorsque cela frémit, ajouter les vermicelles, mélanger et couper la source de chaleur en gardant le couvercle pour maintenir la température.

C'est prêt !

Les vermicelles, associés aux courgettes, font apprécier le potage aux enfants.

POTÉE DE RIZ AUX LENTILLES

Préparation : 5 min.
Cuisson : 45 min.

À partir de 12 mois.

Ingrédients pour 4 personnes :

- 350 g de lentilles ;
- 350 g de riz (complet de préférence) ;
- 5 c. à s. d'huile d'olive première pression à froid ;
- 1 oignon ;
- 1 feuille de laurier ;
- du sel et du poivre ;
- du persil.

Rincer les lentilles et le riz dans l'eau et les égoutter.

Éplucher l'oignon et le couper en petits morceaux.

Faire blondir l'oignon dans 2 cuillères à soupe d'huile, puis ajouter le riz et les lentilles.

Recouvrir d'eau de source (+ 1 cm) et faire cuire à couvert (de préférence à l'étouffée) à feu doux pendant 40 minutes.

Avant de servir, arroser avec 3 cuillères à soupe d'huile d'olive, ajouter le persil haché, saler et poivrer.

★ Cette recette est intéressante pour l'association légumineuse-céréale qui apporte des protéines végétales à notre alimentation.

Pour la cuisson des légumes secs à l'étouffée, recouvrir les aliments d'eau de source (+ 1 cm).

Lorsque la température de cuisson (60 à 80 °C) est atteinte, couper la source de chaleur ; la cuisson se poursuit toute seule.

TORSADES DE PÂTES AUX BROCOLIS

Préparation : 15 min.

Cuisson : 20 min.

À partir de 24 mois.

Ingrédients pour 4 personnes :

- 700 g de brocolis ;
- 400 g de pâtes torsadées ;
- 1 oignon ;
- 2 gousses d'ail ;
- 3 c. à s. d'huile d'olive première pression à froid ;
- 90 g d'olives noires dénoyautées ;
- du persil ;
- 10 feuilles de basilic ;
- 25 g de parmesan ;
- du sel.

Éplucher l'oignon et l'ail. Les émincer.

Faire chauffer l'huile dans une sauteuse, laisser fondre l'oignon et l'ail quelques minutes.

Laver les brocolis et les séparer en petits bouquets, les ajouter à l'oignon et à l'ail et poursuivre la cuisson (si possible à l'étouffée) pendant 15 minutes. Maintenir au chaud, en coupant la source de chaleur et en laissant le couvercle. Faire cuire les brocolis à la vapeur pendant 15 minutes et les ajouter ensuite aux oignons.

Faire cuire les pâtes torsadées dans un grand volume d'eau bouillante salée. Égoutter et réserver au chaud.

Lorsque les brocolis sont cuits (pas trop), ajouter les pâtes, les olives coupées en petits morceaux, le persil et le basilic. Mélanger délicatement.

Recouvrir de parmesan et servir aussitôt.

Enfin des pâtes ! Un plat facile à réaliser, que les enfants apprécient.

Convient le soir, après un potage, ou avec une bonne salade et un morceau de fromage.

PAIN PERDU

Préparation : 10 min.
Cuisson : 10 min.

À partir de 18 mois.

Ingrédients pour 4 personnes :

- 8 tranches de pain biologique complet (ou de campagne) rassis (ou dur) ;
- 3 œufs ;
- 2 verres de lait de vache ou de lait d'amande ;
- 25 g de beurre ;
- 1 c. à s. d'huile d'olive première pression à froid.

Pour la garniture :

- du fromage râpé ;
- de la cassonade, de la confiture, du chocolat noir râpé.

Casser les œufs dans une assiette creuse et mélanger vivement à l'aide d'une fourchette ; verser le lait et mélanger à nouveau.

Tremper les tranches de pain sur les deux faces, puis les réserver.

Faire chauffer la poêle, y laisser fondre le beurre et l'huile. Déposer le pain trempé. Faire cuire à feu vif, puis doux.

Retourner les tranches de pain quand le premier côté est doré. Dès qu'elles sont prêtes, parsemer de fromage râpé les quatre premières tranches de pain perdu. Les autres tranches seront servies au dessert, tièdes et agrémentées au goût de chacun.

Voici un délicieux moyen de ne pas jeter du bon vieux pain rassis. Vous ferez un dîner en accompagnant les tranches au fromage d'un potage et d'une bonne salade.

Le pain perdu froid s'apprécie également au petit déjeuner ou au goûter.

Pour un bon dessert les jours de fête, la brioche rassise remplace le pain et s'accompagne d'une boule de glace à la vanille.

QUICHE AUX COURGETTES

Préparation : 30 min.
Cuisson : 45 min.

À partir de 24 mois.

Ingrédients pour 4 personnes

Pour la pâte brisée :
- 250 g de farine ;
- 5 c. à s. d'huile d'olive première pression à froid ;
- 8 c. à s. d'eau chaude ;
- 1 pincée de sel ;
- du beurre et de la farine (pour le moule).

Pour la garniture :
- 4 courgettes ;
- 1 oignon ;
- 2 c. à s. d'huile d'olive première pression à froid ;
- 100 g de feta émiettée ;
- 1 c. à c. de cumin en graines ;
- 2 c. à s. de pignons de pin ;
- 2 œufs ;
- 50 g de parmesan.

Mettre la farine dans un saladier, faire un puits et y verser au milieu le sel, l'huile et l'eau chaude.
Mélanger rapidement avec les mains et faire une boule. La mettre au réfrigérateur quelques minutes.
Préchauffer le four, thermostat 6 (180 °C).
Laver les courgettes, les couper en fines rondelles. Éplucher l'oignon, l'émincer et le faire revenir dans l'huile d'olive.
Ajouter les courgettes à l'oignon et faire cuire pendant 10 minutes (à l'étouffée si possible).
Dans un saladier, mélanger les œufs, la feta émiettée et le parmesan ; ajouter ensuite les courgettes et l'oignon, le cumin et les pignons.
Beurrer et fariner un moule à tarte.
Étaler la pâte avec un rouleau sur le plan de travail préalablement fariné pour obtenir un rond, du diamètre du moule. Prendre le morceau de pâte et le poser délicatement dans le fond du moule. Découper ce qui dépasse autour. Verser la préparation de courgettes sur le fond de tarte. Mettre au four pendant 35 minutes. C'est prêt !

★ Le fond de tarte peut être remplacé par un fond de flocons de céréale (avoine ou épeautre) humecté de bouillon de légumes (1 verre) ou d'eau.

PAPILLOTES DE CABILLAUD AUX HERBES

Préparation : 20 min.
Cuisson : 15 min.

À partir de 18 mois.

Ingrédients pour 4 personnes :

- 1 filet de cabillaud (600 g) ;
- 1 échalote ;
- 1 oignon moyen ;
- 1 bouquet de fines herbes au choix (persil, coriandre, cerfeuil, estragon) ;
- 3 c. à s. d'huile d'olive première pression à froid ;
- 1 citron ;
- du sel et du poivre du moulin ;
- 4 feuilles de papier sulfurisé.

Allumer le four, thermostat 6 (180 °C).

Hacher finement l'échalote, l'oignon, et ciseler les herbes. Laver et essuyer le citron, prélever les zestes et les tailler en fine julienne.

Préparer 4 rectangles de papier sulfurisé de 30 × 25 cm.

Mélanger l'échalote et l'oignon avec les herbes.

Couper le filet de poisson en quatre morceaux.

Presser le citron, mélanger le jus avec l'huile d'olive.

Prendre les 4 rectangles de papier, déposer sur chacun un morceau de poisson, saler, poivrer et couvrir d'une couche du mélange échalote/oignon/fines herbes/julienne de zestes de citron. Arroser d'une cuillère à soupe du mélange citron/huile d'olive.

Replier les bords des papillotes pour les fermer hermétiquement.

Déposer les papillotes sur la plaque du four et enfourner pour 15 minutes.

✪ Chacun ouvre sa papillote dans son assiette.

Servir bien chaud, accompagné de riz ou de pommes de terre vapeur.

FILETS DE JULIENNE AUX SPAGHETTIS DE LÉGUMES

Préparation : 30 min.
Cuisson : 25 min.

À partir de 18 mois.

Ingrédients pour 4 personnes :

- 1 filet de julienne (ou lotte, cabillaud, grenadier, empereur...) ;
- 150 g de carottes ;
- 200 g de blancs de poireaux ;
- 2 citrons ;
- 150 g de céleri-rave ;
- 1 poivron rouge ;
- 10 feuilles de menthe ;
- 2 brins de coriandre ;
- 2 yaourts nature ;
- 2 c. à s. de crème épaisse à 20 % de matières grasses ;
- 1 c. à s. d'huile d'olive première pression à froid ;
- du sel et du poivre.

Couper en fins bâtonnets les carottes, le poivron rouge, le céleri-rave et les blancs de poireaux.

Faire cuire l'ensemble des légumes de préférence à l'étouffée pendant 20 minutes (les légumes doivent rester légèrement croquants). Égoutter les légumes.

Battre la moitié du jus de citron avec du sel, du poivre et ½ cuillère à soupe d'huile d'olive. Verser sur la julienne de légumes, incorporer la coriandre et 4 feuilles de menthe ciselées. Mélanger délicatement.

Verser l'huile restante dans une sauteuse. Couper en quatre le filet de poisson. Saler, poivrer et faire cuire sur les deux faces. Réserver au chaud.

Verser la crème et les yaourts dans la poêle du poisson et laisser frémir sur feu doux. Ajouter un filet de jus de citron et rectifier l'assaisonnement.

Mettre les filets de poisson dans les assiettes. Les arroser de sauce, les entourer de légumes, de tranches de citron et parsemer de menthe.

C'est prêt !

Un poisson blanc entouré de légumes colorés : voilà de quoi ravir tous les yeux !

COURGETTES AU CHÈVRE

Préparation : 10 min.
Cuisson : 35 min.

À partir de 6 mois.

Ingrédients pour 4 personnes :

- 4 courgettes ;
- 4 pommes de terre ;
- 4 c. à s. de faisselle de chèvre ;
- du sel et du poivre.

Éplucher les pommes de terre, les laver et les couper en morceaux. Laver les courgettes et les détailler en rondelles.

Verser les légumes dans une casserole et faire cuire à couvert avec un verre d'eau pendant 30 minutes. Vérifier la cuisson, épandre le fromage frais et remettre le couvercle. Laisser fondre le fromage pendant 5 minutes.

Au moment de servir, mélanger délicatement et vérifier l'assaisonnement. C'est prêt !

✪ Rapide à réaliser.

MOUSSE AUX POIS

Préparation : 20 min.
Cuisson : 30 min.

À partir de 5 mois.

Ingrédients pour 4 personnes :

- 1,5 kg de petits pois frais à écosser ;
- 5 c. à s. de crème fraîche liquide ;
- 1 oignon nouveau ;
- ½ c. à c. de curry ;
- du sel et du poivre.

Faire cuire les petits pois et l'oignon à l'étouffée ou à la vapeur, 30 minutes.

Lorsqu'ils sont cuits, les passer au moulin à légumes.

Réchauffer la mousse obtenue à feu doux.

Ajouter la crème fraîche et les épices.

Un régal sur le plan des saveurs ! En outre, l'enfant aime écosser les petits pois, et c'est pour lui l'occasion de découvrir leur goût tendre et sucré.

Facile à réaliser, ce plat accompagne un morceau de poulet ou des carottes Vichy.

BANANES AU FOUR D'ANNE

Préparation : 5 min.
Cuisson : 20 min.

À partir de 5 mois.

Ingrédients pour 4 personnes :

- 4 bananes ;
- 4 c. à c. de sucre de canne ;
- 4 pincées de cannelle ou 4 c. à c. de jus de citron.

Allumer le four, thermostat 7 (210 °C).
Disposer les 4 bananes avec leur peau dans un plat allant au four.
Enfourner pour 20 minutes.
Sortir les bananes du four et poser chacune d'elles sur une assiette.
Ouvrir les bananes en détachant la peau du dessus. Saupoudrer l'intérieur de chaque banane avec 1 cuillère à café de sucre de canne et 1 pincée de cannelle ou 1 cuillère à café de jus de citron.
C'est prêt à déguster à la cuillère.

Recette facile à réaliser pour tous les âges.
S'ajoute le plaisir d'ouvrir la banane et d'ajouter soi-même les autres ingrédients.

La banane se marie très bien avec toutes sortes de fruits ; vous pouvez également l'éplucher, la faire cuire à la vapeur et la servir sur un lit de framboises ou un coulis d'abricots.

FAISSELLE DE BREBIS AUX FRAISES

Préparation : 10 min.

À partir de 6 mois.

Ingrédients pour 4 personnes :

- 500 g de fraises ;
- 1 citron ;
- 3 faisselles de brebis ;
- ½ verre d'eau de source ;
- 8 feuilles de menthe ;
- 4 c. à s. de sirop de fraise artisanal.

Laver les fraises sans les laisser tremper. Ôter les queues, couper les fruits en deux ou quatre selon leur grosseur et arroser avec le jus du citron. Réserver au froid.

Verser les faisselles dans un saladier, ajouter un peu d'eau de source (si nécessaire) et mélanger.

Au moment de servir, répartir dans des coupes et ajouter les fraises. Arroser de sirop et décorer avec des feuilles de menthe.

★ Attendre la pleine saison des fraises. Préférez celles de votre région, car elles sont cueillies à maturité et sont donc plus savoureuses.

PURÉE DE PRUNEAUX

Préparation : 5 min.
Attente : 2 h.
Cuisson : 25 min.

À partir de 5 mois.

Ingrédients pour 4 personnes :

- 300 g de pruneaux (dénoyautés ou non) ;
- ¼ de litre d'eau douce ;
- 1 zeste de citron biologique.

Faire bouillir l'eau avec le zeste de citron et couvrir.

Couper la source de chaleur, mettre les pruneaux lavés dans l'eau citronnée, pendant 2 heures.

Faire cuire cette préparation 20 minutes à feu très doux. Mélanger ou mixer.

★ Les pruneaux facilitent le transit intestinal et sont très caloriques ! Cette purée peut être servie nature ou en accompagnement d'un riz au lait ou d'un riz aux pommes. Et elle est parfaite pour un petit déjeuner dynamique.

CÉRÉALES À LA RHUBARBE ET AUX FRAISES

Préparation : 20 min.
Cuisson : 45 min.

À partir de 10 mois.

Ingrédients pour 4 personnes :

- 500 g de rhubarbe ;
- 250 g de fraises ;
- 2 œufs ;
- 100 g de sucre ;
- 50 g de farine ;
- 250 g de flocons d'épeautre ;
- 1 verre d'eau.

Allumer le four, thermostat 6 (180 °C).

Répartir les flocons d'épeautre dans le fond d'un plat à tarte, les humecter avec de l'eau de source.

Laver et éplucher la rhubarbe en enlevant la peau très fine et découper les tiges en cubes de 1 cm.

Casser les œufs dans un saladier, ajouter le sucre, la farine, la rhubarbe et bien mélanger.

Verser le mélange dans le moule. Faire cuire 45 minutes.

Laver les fraises, les équeuter et les couper en deux ou en quatre selon leur taille.

Lorsque le gâteau est doré, le sortir du four et le décorer avec les fraises.

★ Les flocons permettent de remplacer les fonds de tartes sans utiliser de matières grasses.

CLAFOUTIS AUX CERISES

Préparation : 20 min.
Cuisson : 25 min.

À partir de 24 mois.

Ingrédients pour 4 personnes :

- 500 g de cerises ;
- 3 œufs ;
- 100 g de sucre vanillé ;
- 75 g de fécule de pomme de terre ;
- 3 c. à s. de crème fraîche épaisse.

Allumer le four, thermostat 7 (210 °C).

Laver, équeuter et essuyer les cerises.

Mélanger le sucre et les œufs, puis ajouter la fécule.

Bien mélanger et ajouter la crème fraîche.

Placer les cerises bien serrées dans un plat et les recouvrir avec la pâte obtenue.

Faire cuire au four 25 minutes.

Même si le clafoutis est tiède, c'est prêt !

RECETTES DE L'ÉTÉ

En été, les fruits arrivent, ils sont nombreux et variés, juteux et gorgés de soleil. Ils se conservent peu, mais sont goûteux. Les légumes colorés, tant attendus, nous apportent des vitamines et des minéraux. Ils se préparent et se mangent crus ou cuits.

Liste des recettes

CHAMPIGNONS SURPRISE D'AMANDINE

Préparation : 15 min.
Cuisson : 8 min.

À partir de 18 mois.

Ingrédients pour 4 personnes :
- 1 salade ;
- 4 tomates ;
- 4 œufs.

Faire cuire les œufs 8 minutes pour qu'ils soient durs. Les passer sous l'eau froide et les écaler rapidement. Couper les deux extrémités pour qu'ils tiennent debout.
Laver les tomates, les sécher et retirer une tranche de 1 cm côté queue.
Nettoyer et égoutter la salade, la découper en chiffonnade.
Sur chaque assiette, disposer un lit de salade, mettre un œuf au centre, directement sur le fond de l'assiette, et déposer une tomate sur l'œuf.
Servir au choix avec : vinaigrette, mayonnaise ou sauce au fromage blanc.

Pour lui donner un petit air vénéneux, faire quelques points blancs sur le chapeau du champignon avec la sauce d'accompagnement ou de la crème épaisse.
Astuce : si la tomate ne tient pas bien sur l'œuf, il peut être utile de maintenir l'ensemble à l'aide d'une pique pour apéritif ; dans ce cas, il faut en avertir les convives.

CAKE AU THON ET AUX OLIVES

Préparation : 20 min.
Cuisson : 40 min.

À partir de 18 mois.

Ingrédients pour 4 personnes :

- 300 g de thon au naturel ;
- 100 g d'olives vertes ou noires dénoyautées ;
- 100 g d'emmental râpé ;
- 100 g de farine ;
- 1 sachet de levure ;
- 3 œufs ;
- 10 cl de lait ;
- 10 cl d'huile ;
- du beurre et de la farine (pour le moule).

Allumer le four, thermostat 7 (210 °C).

Beurrer un moule à cake et le chemiser (saupoudrer de farine et retourner le moule pour en éliminer l'excédent).

Mélanger la farine et la levure dans un saladier, faire une fontaine (aménager un trou au milieu), y mettre les œufs, travailler au fouet, ajouter le lait puis l'huile.

Incorporer le thon égoutté et émietté, les olives et le fromage. Bien mélanger.

Verser la préparation dans le moule à cake.

Mettre au four 40 minutes.

★ Le thon et les olives peuvent être remplacés par des brocolis et du fromage de chèvre.

Ce plat convient bien aux repas en plein air ; il se prépare la veille.

FÈVES ET CAROTTES AU CUMIN

Préparation : 20 min.
Cuisson : 40 min.

À partir de 24 mois.

Ingrédients pour 4 personnes :
- 4 carottes ;
- 500 g de fèves fraîches ;
- 3 c. à c. de cumin en poudre ;
- 3 c. à c. de graines de cumin ;
- 2 c. à s. d'huile d'olive première pression à froid (facultatif) ;
- quelques piques en bois.

Écosser les fèves ; éplucher et laver les carottes, les couper en rondelles (en biseau, c'est plus joli !) et les faire cuire à la vapeur ou à l'étouffée pendant 40 minutes. Les carottes doivent être cuites, mais fermes. Laisser refroidir.
Présenter les légumes dans un plat creux.
Verser l'huile dans un petit bol, et le cumin en poudre et en graines dans deux assiettes plates.
Au moment du service, chacun prend une rondelle de carotte ou une fève fraîche avec ses doigts, et l'assaisonne à sa guise, avec de l'huile d'olive et du cumin.

✪ La fève est une légumineuse ; fraîche, elle se mange entière. La fève sèche doit être trempée préalablement à la cuisson. La seconde peau de la fève devient amère en vieillissant ; vous la laisserez de côté en aspirant la graine assaisonnée de cumin.
Recette à découvrir pour la saveur particulière du cumin que l'on retrouve aussi bien dans la cuisine marocaine, grecque et indienne qu'en Allemagne, Hollande et Hongrie.

CONCOMBRE AU YAOURT

Préparation : 20 min.
Attente : 30 min.

À partir de 18 mois.

Ingrédients pour 4 personnes :

- 1 concombre ;
- 1 yaourt de brebis ;
- 1 c. à s. d'huile d'olive première pression à froid ;
- 10 feuilles de menthe ;
- du sel et du poivre.

Laver le concombre et l'éplucher avec l'économe.

Le couper en deux pour enlever les graines avec une cuillère.

Le couper en petits morceaux ou le râper.

Mettre le concombre dans un saladier avec le yaourt, l'huile d'olive, le sel et le poivre. Bien mélanger.

Laver et sécher les feuilles de menthe.

Décorer le plat avec les feuilles de menthe.

Mettre au réfrigérateur.

Servir bien frais.

★ En accompagnement des pommes de terre nouvelles en robe des champs, tièdes.

SALADE DE FENOUIL AU CITRON

Préparation : 10 min. *À partir de 24 mois.*

Ingrédients pour 4 personnes :

- 1 gros fenouil ;
- 12 olives vertes Lucques ;
- 1 c. à s. de graines de sésame.

Pour la vinaigrette :

- 1 c. à s. de jus de citron ;
- 2 c. à s. d'huile d'olive première pression à froid ;
- du sel.

Laver le fenouil et le couper en fines lamelles.

Dans un bol, mettre le jus de citron, le sel et l'huile. Mélanger délicatement et verser sur le fenouil.

Décorer avec les olives et les graines de sésame.

Le fenouil cru a un goût peu prononcé, agréable. Il contient de la vitamine C.

TOMATES FAÇON AGATHE

Préparation : 10 min.
Cuisson : 15 min.

À partir de 12 mois.

Ingrédients pour 4 personnes :

- 4 tomates fermes ;
- 4 œufs moyens ;
- 4 c. à s. de crème fraîche épaisse ;
- 6 branches de persil plat ou quelques brins de ciboulette ;
- du sel et du poivre.

Allumer le four, thermostat 6 (180 °C).

Couper un chapeau aux tomates et les évider à l'aide d'une petite cuillère, sans percer le fond.

Dans un saladier, mélanger la crème fraîche avec le persil haché (ou la ciboulette), saler et poivrer.

Répartir ce mélange dans les tomates, puis casser un œuf dans chacune d'elles.

Mettre les tomates dans un plat allant au four et faire cuire 15 minutes.

Servir aussitôt.

★ Rapide et facile, cette recette convient bien en accompagnement d'un légume plus sec.

LAPIN AU ROMARIN ET LÉGUMES DU MIDI

Préparation : 20 min.
Cuisson : 50 min.

À partir de 18 mois.

Ingrédients pour 4 personnes :

- 8 morceaux de râble de lapin de 100 g chacun ;
- 80 g de lardons fumés ;
- 600 g de tomates ;
- 100 g de poivron rouge ;
- 100 g de poivron jaune ;
- 1 oignon ;
- 300 g de courgettes ;
- 2 gousses d'ail ;
- 1 brin de romarin ;
- 1 c. à s. d'huile d'olive première pression à froid ;
- du sel et du poivre du moulin.

Laver les tomates, les peler et les concasser. Couper les poivrons en lamelles, peler et émincer l'oignon, couper les courgettes en rondelles, peler l'ail et l'émincer finement.

Faire suer les lardons à sec dans une poêle, jeter la graisse et les réserver.

Dans une grande cocotte, faire chauffer l'huile d'olive, y mettre à revenir les râbles de lapin sur feu moyen, les faire colorer sur toutes les faces.

Retirer les morceaux de lapin et mettre l'oignon à suer sans le laisser dorer.

Mettre les lardons dans la cocotte avec l'oignon, l'ail, les poivrons, les tomates et les courgettes. Mélanger.

Poser les morceaux de lapin sur les légumes, ajouter le brin de romarin, saler et poivrer.

Couvrir et laisser cuire à feu doux en remuant souvent, pendant 40 minutes.

Dès la fin de la cuisson, enlever le romarin et rectifier l'assaisonnement.

Servir le contenu de la cocotte dans un grand plat creux et déguster chaud.

★ En accompagnement, prévoyez des pommes de terre rôties à l'ail, du boulgour, du riz sauvage ou des tagliatelles.

C'est l'occasion de manger du lapin, une viande serrée, qui s'apprécie avec du jus de tomate et des courgettes.

MA PIZZA PAIN

Préparation : 10 min.
Cuisson : 30 min.

À partir de 15 mois.

Ingrédients pour 4 personnes :

- 8 tranches de pain complet ;
- 80 g de cantal ou de comté coupés en tranches ;
- 4 tomates moyennes ;
- 1 gousse d'ail ;
- 1 échalote ;
- du persil, du thym, du romarin, de l'origan ;
- 2 c. à s. d'huile d'olive première pression à froid.

Préchauffer le four, thermostat 7 (210 °C), 10 minutes à l'avance.

Couper les tomates en petits morceaux, en écartant le jus. Couper finement l'échalote et le persil, écraser l'ail.

Mettre tous ces ingrédients dans une casserole, et faire cuire jusqu'à évaporation de l'eau des tomates.

Ranger les tranches de pain (côte à côte) dans un plat à gratin, préalablement huilé.

Répartir la sauce tomate obtenue sur les tranches et saupoudrer d'herbes aromatiques. Disposer les fines tranches de fromage. Arroser d'un filet d'huile d'olive.

Mettre au four et faire gratiner 10 minutes.

Servir chaud !

Recette facile, réalisable par les enfants si les tranches de pain sont coupées au préalable par un adulte.

Pour un repas complet, vous ajouterez un œuf à la coque et une bonne salade. Aussi, pour les enfants, attention : le fromage gratiné est brûlant et garde la chaleur. Laisser tiédir.

POMMES DE TERRE RÔTIES À L'AIL

Préparation : 10 min.
Cuisson : 60 min.

À partir de 18 mois.

Ingrédients pour 4 personnes :

- 1 kg de pommes de terre à chair ferme (Charlotte) ;
- 5 c. à s. d'huile d'olive première pression à froid ;
- 12 gousses d'ail en chemise ;
- 2 c. à s. de romarin ;
- du sel et du poivre.

Laver et couper les pommes de terre en gros morceaux.

Faire cuire à l'étouffée pendant 30 minutes.

Verser l'huile d'olive dans un plat à gratin et faire chauffer le plat 5 minutes à four chaud, thermostat 7 (210 °C).

Ajouter les pommes de terre, l'ail et le romarin.

Laisser rôtir 30 minutes en remuant de temps en temps et en vérifiant la cuisson. Les pommes de terre doivent être dorées et croustillantes.

Saler et poivrer.

★ La cuisson préalable à l'étouffée permet d'obtenir des pommes de terre moins grasses que les frites, et bien meilleures. Elles sont croustillantes et parfumées.

Si les pommes de terre ont une peau épaisse, épluchez-les en début de recette. Les pommes de terre nouvelles se mangent, bien lavées, avec leur peau.

THON FRAIS AUX TROIS COULEURS

Préparation : 30 min.
Cuisson : 35 min.

À partir de 24 mois.

Ingrédients pour 4 personnes :

- 6 poivrons (2 rouges, 2 verts, 2 jaunes) ;
- 4 tranches de thon (100 à 120 g chacune) ;
- 1 oignon ;
- 2 gousses d'ail ;
- 1 c. à c. de graines de fenouil ;
- 1 branche de thym ;
- 1 citron ;
- 2 c. à s. d'huile d'olive première pression à froid ;
- du sel et du poivre.

Préparer tous les légumes : couper les poivrons en dés, hacher l'oignon, peler et écraser l'ail ainsi que les graines de fenouil.

Dans une sauteuse, mettre 2 cuillères à café d'huile d'olive et faire chauffer. Mettre les tranches de thon, les faire colorer sur chaque face. Réserver les tranches de thon sur un plat, saler et poivrer.

Dans la sauteuse, faire blondir l'oignon avec l'ail pendant 3 minutes, ajouter les dés de poivron, les graines de fenouil, le brin de thym et assaisonner. Laisser cuire sur feu doux pendant 15 minutes en remuant délicatement de temps en temps, et arroser de jus de citron.

Plonger les tranches de thon dans la ratatouille obtenue et poursuivre la cuisson à couvert sur feu doux pendant 10 minutes.

Servir et déguster chaud.

★ La saveur des poivrons sera plus douce si vous enlevez leur peau : les mettre au four chaud 10 minutes, puis les glisser dans un sac de congélation, bien fermé. Attendre 10 minutes qu'ils transpirent et retirer leur peau, qui s'enlève facilement.

Cette recette peut être réalisée avec de l'espadon. Dans ce cas, prévoir 150 g par convive.

TOASTS D'AUBERGINES AU CHÈVRE

Préparation : 15 min.
Cuisson : 45 min.

À partir de 15 mois.

Ingrédients pour 4 personnes :

- 4 aubergines ;
- 200 g de fromage frais de chèvre égoutté ;
- 8 c. à s. d'huile d'olive première pression à froid ;
- 1 petite poignée d'herbes de Provence.

Préchauffer le four, thermostat 4 (120 °C).

Laver les aubergines, en enlever la queue (attention, parfois elle pique) et les couper en tranches épaisses, dans le sens de la longueur.

Disposer les tranches côte à côte dans un grand plat à gratin ou sur la plaque du four.

Les badigeonner d'huile d'olive de chaque côté et saupoudrer d'herbes de Provence.

Découper le fromage en tranches épaisses et le disposer sur les aubergines.

Décorer avec un peu d'herbes de Provence.

Cuire au four pendant 45 minutes.

C'est prêt ! Les toasts se mangent chauds ou froids.

COURGETTES GRATINÉES AU JAMBON FUMÉ

Préparation : 10 min.
Cuisson : 40 min.

À partir de 24 mois.

Ingrédients pour 4 personnes :

- 4 courgettes ;
- 150 g de jambon fumé ;
- 100 g de boulgour ;
- 1 yaourt de brebis nature ou 20 cl de crème fraîche épaisse ;
- 50 g d'emmental râpé ;
- du sel et du poivre.

Allumer le four, thermostat 6 (180 °C).

Laver les courgettes et les peler en laissant une bande de peau sur deux dans le sens de la longueur, puis les couper en fines rondelles.

Hacher le jambon.

Étaler les graines de boulgour dans le fond d'un plat, recouvrir d'une couche de courgettes, parsemer avec le jambon haché et recouvrir de nouveau avec des courgettes en assaisonnant entre les couches.

Étaler le yaourt (ou crème) sur le dessus du plat et saupoudrer de fromage en surface.

Mettre au four à mi-hauteur et laisser cuire 40 minutes.

Servir aussitôt.

RIZ À LA TOMATE

Préparation : 10 min.
Cuisson : 30 min.

À partir de 9 mois.

Ingrédients pour 4 personnes :

- 100 g de tomates ;
- 40 g de riz complet biologique ;
- 2 c. à s. d'huile d'olive première pression à froid ;
- 1 petit oignon ;
- du sel, du paprika et autres condiments.

Éplucher l'oignon, l'émincer et le faire revenir dans un peu d'huile. Ajouter le riz, mélanger, puis ajouter encore les tomates pelées et coupées en petits morceaux.

Recouvrir d'eau de source (+ 1 cm), faire cuire de préférence à l'étouffée pendant 25 minutes.

Saler et épicer selon votre goût.

★ Le riz complet biologique est consistant. Son enveloppe contient des nutriments importants : minéraux, vitamines et fibres, que l'on ne retrouve pas dans le riz blanc. Il a un léger goût de noisette. Malgré sa cuisson plus longue (40 minutes), préférez le riz complet non précuit.

Servir sur une assiette avec un œuf sur le plat, ou bien nature avec une salade verte.

HACHIS DE VEAU ET LÉGUMES À L'ÉTOUFFÉE

Préparation : 15 min.
Cuisson : 40 min.

À partir de 12 mois.

Ingrédients pour 4 personnes :
- 300 g de farce de veau hachée ;
- 1 oignon ;
- 50 g de champignons de Paris ;
- ½ poivron rouge ;
- 4 pommes de terre.

Éplucher et émincer l'oignon, puis le faire revenir dans une sauteuse. Ajouter la viande de veau et remuer.
Éplucher et laver les pommes de terre, les champignons et le demi-poivron. Les couper en fines tranches et les ajouter au hachis de veau.
Mettre le couvercle et faire cuire (de préférence à l'étouffée) pendant 30 minutes.

★ Plat complet, familial et rapide.
Vous pouvez remplacer le poivron par une tomate.

FILETS DE MERLAN AU BASILIC

Préparation : 20 min.
Cuisson : 20 min.

À partir de 18 mois.

Ingrédients pour 4 personnes :

- 4 filets de merlan ;
- 2 tomates ;
- 1 courgette ;
- 1 bouquet de basilic ;
- 1 gousse d'ail écrasée ;
- 1 c. à s. d'huile d'olive première pression à froid ;
- 1 c. à c. de poivre concassé ;
- du sel ;
- 4 feuilles de papier sulfurisé.

Préchauffer le four, thermostat 6 (180 °C). Couper les tomates en deux et presser-les entre les mains pour en éliminer l'eau et les graines, puis les découper en dés. Laver et tailler la courgette en fines lanières avec un économe, en essayant de garder un morceau de peau sur chaque lanière. Ciseler le basilic.

Plonger les dés de tomates et les lanières de courgette dans de l'eau bouillante salée pendant 1 minute. Égoutter et rafraîchir à l'eau froide. Égoutter à nouveau et réserver.

Dans un bol, mélanger l'huile, l'ail, le poivre et la moitié du basilic (pour que l'huile soit plus parfumée, placer le bol au bain-marie afin de le tiédir ; attention de bien laisser refroidir avant utilisation).

Rincer et éponger les filets de merlan, déposer chaque filet sur une feuille de papier sulfurisé, saler et badigeonner chaque filet avec l'huile parfumée. Répartir les dés de tomates, les lanières de courgette et le reste du basilic. Fermer les papillotes et cuire au four 15 à 20 minutes. Servir les papillotes ouvertes.

★ Plat qui peut mijoter à température moins élevée en prenant un peu plus de temps pour la cuisson.

Les enfants apprécient les petites portions individuelles, accompagnées d'un petit bol de riz.

CERISES DORÉES

Préparation : 15 min.
Cuisson : 5 min.

À partir de 12 mois.

Ingrédients pour 4 personnes :
- 500 g de cerises ;
- 20 g de beurre ;
- 1 c. à s. de jus de citron ;
- 1 c. à s. de miel.

Équeuter et laver les cerises ; les dénoyauter si possible.
Dans une sauteuse, mettre le beurre et les cerises, arroser de jus de citron.
Faire cuire doucement, pendant 5 minutes.
Ajouter le miel, bien mélanger avec les cerises. Laisser tiédir ou refroidir.
C'est prêt !

Cette recette accompagne un yaourt ou du fromage blanc, sans sucre car les cerises sont très sucrées.

Et pour les jours de fête, ajoutez une boule de glace à la vanille et des pistaches concassées.

PURÉE D'ABRICOTS AUX DEUX AMANDES

Préparation : 10 min.
Cuisson : 20 min.

À partir de 5 mois.

Ingrédients pour 4 personnes :

- 8 abricots ;
- 3 noyaux d'abricots ;
- 1 c. à s. de sucre roux ;
- 2 c. à s. d'amandes effilées.

Ouvrir les abricots et les séparer en deux, y ajouter les amandes des trois noyaux et le sucre.

Mettre le tout dans une casserole pour une cuisson douce (20 minutes), si possible sans eau, à l'étouffée.

Lorsque les abricots sont cuits, disposer la compote dans un plat et décorer avec les amandes effilées.

Les noyaux d'abricots sont difficiles à casser, mais les plus grands s'aideront d'un casse-noix ou d'un marteau pour récupérer les amandes amères. Celles-ci parfumeront agréablement la compote lors de la cuisson.

C'est une recette facile à réaliser avec les tout-petits. Acidulée, elle chatouille les papilles ; vous pouvez l'adoucir avec une banane que vous ajouterez à la cuisson des abricots.

Au petit déjeuner ou au goûter, elle peut être servie avec des cookies ou des flocons d'avoine.

Aussi, vous pouvez faire revenir les amandes effilées dans une poêle chaude pendant 2 minutes : elles seront dorées et croquantes.

COOKIES À L'AVOINE ET AUX ABRICOTS

Préparation : 15 min.
Cuisson : 10 min.

À partir de 18 mois.

Ingrédients pour 4 personnes :

- 6 abricots ;
- 175 g de flocons d'avoine ;
- 100 g de sucre roux ;
- 50 g de farine ;
- 50 g de beurre ;
- 1 œuf ;
- 1 c. à c. de levure.

Allumer le four, thermostat 6 (180 °C). Mélanger le beurre ramolli et le sucre. Couper les abricots en petits morceaux. Ajouter la farine, l'œuf, la levure et les flocons. Mélanger tous les ingrédients. Former de petits cookies dans un plat allant au four, préalablement graissé. Enfourner et laisser cuire 8 à 10 minutes.

Au goûter, ils peuvent être servis avec une compote ou en accompagnement d'un yaourt nature. L'abricot est riche en vitamines A et C, ainsi qu'en potassium.

Pour les petites mains, le couteau est parfois difficile à manier. Prendre une assiette et y déposer les moitiés d'abricots pour les découper délicatement.

Les petits aiment mélanger tous les ingrédients avec leurs mains.

MOUSSE NOIRE AUX FRAISES

Préparation : 20 min.
Attente : 2 h.

À partir de 24 mois.

Ingrédients pour 6 personnes :

- 1 tablette (200 g) de chocolat noir à 70 % de cacao ;
- 6 blancs d'œufs ;
- 2 ou 3 fraises par personne ;
- 6 c. à s. de sirop de fraise.

Casser la tablette en petits morceaux.
Faire fondre le chocolat dans une casserole avec un peu d'eau.
Séparer les œufs, garder les blancs dans un bol et les monter en neige très ferme.
Mélanger délicatement le chocolat fondu aux blancs en neige et verser dans des ramequins.
Laisser au réfrigérateur pendant 2 heures.
Laver les fraises, enlever les feuilles et couper les fraises en quatre.
Au moment de servir, décorer la mousse avec les fraises et arroser d'une cuillère à soupe de sirop de fraise.
C'est prêt !

Le cacao possède des vertus indéniables (il est riche en minéraux : magnésium, phosphore, potassium et calcium), alors préférez le chocolat noir avec beaucoup de cacao (70 %). Les autres chocolats, en particulier le chocolat au lait, sont surtout riches en sucre et en matières grasses.
Il est difficile de faire fondre du chocolat avec de l'eau et d'obtenir une pâte lisse sans ajouter de crème ou de beurre. Votre mousse aura peut-être quelques cristaux de chocolat, mais elle sera facile à digérer.
Légère, cette mousse a sa place en fin de repas.
N'oubliez pas d'utiliser les jaunes d'œufs pour une autre recette : une omelette, des œufs en cocotte ou des oranges gratinées.

BROCHETTES DE FRUITS

Préparation : 15 min.

À partir de 18 mois.

Ingrédients pour 4 personnes :

- 1 pêche ;
- 1 nectarine ;
- 1 poire ;
- 1 pomme ;
- des cerises, des fraises ;
- 1 melon ;
- 1 citron ;
- quelques feuilles de menthe ;
- quelques pommes séchées ;
- quelques morceaux de noix de coco ;
- 4 grandes piques en bois.

Laver les fruits, enlever la peau (si nécessaire) et les couper en gros cubes.

Arroser les fruits avec le jus de citron.

Enfiler, sur les piques en bois, les cubes de fruits en intercalant des feuilles de menthe, des morceaux de pomme séchée ou de noix de coco, selon l'envie.

Servir avec une sauce chocolat ou un coulis de fruits.

RECETTES DE L'AUTOMNE

En automne, c'est encore la saison du raisin, des pêches de vigne et des figues. Les fruits à bogue ou à coque se gardent quelques mois. Les légumes racines se conservent. Les carottes, les pommes de terre, le céleri sont là, avec le poireau et les endives, pour réaliser d'excellents potages.

Liste des recettes

➔ *Les entrées*

➔ *Les plats*

➔ *Les desserts*

SALADE MULTICOLORE

Préparation : 10 min. *À partir de 18 mois.*

Ingrédients pour 4 personnes :

- 3 endives ;
- 1 radis noir ;
- 60 g de comté ;
- 1 betterave rouge ;
- 2 pommes acidulées (granny smith ou Pilot) ;
- 12 noix ;
- du persil.

Pour la vinaigrette :

- 3 c. à s. d'huile de noix ou de tournesol première pression à froid ;
- 1 c. à s. de levure maltée ;
- 1 c. à s. de vinaigre de cidre ;
- du sel et du poivre.

Émincer les endives.

Ajouter les pommes et le radis noir râpés avec une grosse râpe, puis le comté coupé en dés, et enfin les noix, préalablement cassées.

Préparer la vinaigrette avec tous les ingrédients.

Mélanger la salade avec la vinaigrette.

Découper la betterave en petits bâtonnets.

Pour décorer, ajouter les bâtonnets de betterave et le persil.

★ L'huile de noix a de grandes propriétés nutritionnelles, mais elle rancit rapidement en perdant ses qualités. Lorsque votre petit flacon est entamé, il faut la consommer rapidement.

SALADE TONIQUE

Préparation : 30 min. *À partir de 18 mois.*

Ingrédients pour 4 personnes :

- ¼ de chou rouge ;
- ¼ de chou blanc ;
- 1 orange biologique ;
- 1 verre de raisins secs ;
- 8 noix.

Pour la vinaigrette :

- 3 c. à s. d'huile d'olive première pression à froid ;
- 2 c. à s. de vinaigre de cidre ;
- du sel et du poivre.

Préparer la vinaigrette dans un bol en mélangeant les ingrédients.

Faire gonfler les raisins secs dans un verre d'eau tiède.

Laver les choux, enlever la première feuille et les couper en fines lanières.

Mettre les choux dans le saladier.

Casser les noix, les décortiquer.

Verser les noix et les raisins secs sur les choux.

Laver l'orange puis la râper pour en récupérer quelques zestes pour la salade.

Verser la vinaigrette, mélanger la salade et décorer de quelques quartiers d'orange.

C'est une belle salade d'automne, qui ouvre l'appétit.

Il y a de multiples façons d'accommoder le chou. Le chou cru garde ses propriétés : il est riche en vitamines, en potassium, en calcium et en acide folique.

SALADE FARCIE À LA GRECQUE

Préparation : 20 min. *À partir de 18 mois.*

Ingrédients pour 4 personnes :

– 2 gros avocats ;
– 2 œufs durs ;
– 4 petites tomates ;
– 10 olives vertes nature dénoyautées ou farcies aux poivrons ;
– 2 oignons blancs ;
– 4 olives noires ;
– 2 c. à s. de jus de citron ;
– 4 belles feuilles de salade.

Pour la vinaigrette :
– 4 c. à s. d'huile d'olive première pression à froid ;
– 2 c. à s. de jus de citron ;
– du sel et du thym.

Couper les avocats en deux et enlever le noyau. Les vider de leur chair avec une petite cuillère. Disposer les petits morceaux d'avocats dans un bol et les arroser de 2 cuillères à soupe de jus de citron pour éviter qu'ils ne noircissent.

Laver les tomates, éplucher les oignons et les œufs et les couper en fines tranches. Couper les olives en deux.

Disposer une feuille de salade dans chacune des assiettes et la garnir de chaque ingrédient.

Préparer la vinaigrette avec l'huile, le jus de citron restant, le sel et le thym. Ajouter la vinaigrette au moment de servir.

SALADE DE CHAMPIGNONS ROSE

Préparation : 10 min.

À partir de 24 mois.

Ingrédients pour 4 personnes :

- 500 g de champignons de Paris ;
- 2 échalotes ;
- 1 citron ;
- 2 c. à s. de moutarde rose ;
- 1 c. à s. de baies roses ;
- 4 c. à s. d'huile de tournesol première pression à froid ;
- du sel et du poivre.

Laver et hacher finement les échalotes.

Laver et couper les champignons en lamelles, les arroser avec le jus d'un demi-citron, couvrir et réserver au frais.

Mettre la moutarde dans un bol avec les échalotes, émulsionner avec l'huile.

Ajouter le jus du demi-citron restant.

Saler et poivrer si nécessaire.

Juste avant de servir, mélanger les champignons et la sauce moutarde, servir dans un plat et décorer de baies roses.

POTAGE COCOS-CAROTTES

Préparation : 10 min.
Attente : 2 h.
Cuisson : 90 min.

À partir de 8 mois.

Ingrédients pour 4 personnes :

- 4 carottes ;
- 500 g de cocos de Vendée (ou lingots) ;
- 1 gousse d'ail ;
- 1 c. à s. d'huile d'olive première pression à froid ;
- du sel.

Faire tremper les haricots blancs dans de l'eau quelques heures auparavant (3 heures minimum) pour avoir une cuisson plus rapide.

Couper les carottes en rondelles, éplucher l'ail.

Mettre tous les ingrédients dans un faitout, recouvrir d'eau (+ 1 cm) et faire cuire pendant une heure et demie à feu doux. Lorsqu'ils sont bien cuits (les haricots s'écrasent facilement à la fourchette), passer les légumes au moulin ou au mixeur, puis rajouter de l'eau de source frémissante si nécessaire. Saler si besoin.

Au moment de servir, on peut ajouter du pain grillé coupé en petits morceaux et arroser d'huile d'olive.

★ Les légumes secs, riches en fer, en fibres et en protéines, sont à valoriser dans une alimentation quotidienne.

Comme le sel durcit les légumes secs, toujours saler en fin de cuisson.

POTAGE DE POTIMARRON

Préparation : 20 min.
Cuisson : 30 min.

À partir de 5 mois.

Ingrédients pour 4 personnes :

- 1 potimarron de 1 kg environ ;
- 1 oignon ;
- du sel et du poivre ;
- 50 g d'amandes effilées ou 10 châtaignes cuites émiettées.

Laver et brosser le potimarron, éplucher l'oignon et les couper tous deux en morceaux.

Mettre les légumes dans un faitout, recouvrir d'eau de source et faire cuire pendant 30 minutes.

Passer au moulin à légumes ou au mixeur.

Ajouter de l'eau de source chaude, si nécessaire, pour rendre le potage plus onctueux.

Saler, poivrer et ajouter les amandes ou les châtaignes cuites en morceaux.

★ Le potimarron appartient à la famille des cucurbitacées, comme son cousin le potiron. Il a cependant l'avantage d'avoir une peau moins épaisse qui s'attendrit à la cuisson. Il n'est donc pas utile de l'éplucher.

Pour les jeunes enfants, ce potage se sert tel quel.

On apprécie sa saveur douce et son petit goût d'amande ou de châtaigne.

Il est également délicieux avec quelques croûtons de pain grillé et du comté râpé.

GRATIN DE POLENTA DE JEAN

Préparation : 15 min.
Cuisson : 30 min.

À partir de 8 mois.

Ingrédients pour 4 personnes :

- 2 verres de polenta ;
- 4 grosses tomates bien mûres ou, si ce n'est plus la saison, 1 boîte de tomates entières ;
- 150 g de comté râpé ;
- 10 feuilles de basilic ;
- 3 c. à s. d'huile d'olive première pression à froid ;
- du sel et du poivre.

Faire chauffer 1 litre d'eau. Lorsqu'elle frémit, verser la polenta et laisser cuire, en remuant avec une cuillère, pendant 5 minutes.

Enlever la polenta pâteuse, la verser à l'aide d'une cuillère à soupe dans un plat à gratin préalablement huilé. Laisser tiédir.

Couper les tomates en deux, les poser sur la polenta, arroser d'huile d'olive, saupoudrer de basilic ciselé et de comté.

Enfourner pour 25 minutes, thermostat 7 (210 °C).

Saler et poivrer.

C'est prêt !

★ Pour le jeune enfant, inutile de passer le plat au four.

Se sert en accompagnement d'une tranche de jambon de pays et d'une salade.

Le maïs est pauvre en fibres et riche en sucres simples, il ne faut donc pas en abuser.

Profitez des dernières tomates de la saison, elles sont souvent grosses et bien mûres.

JACK BE LITTLE (PETITE COURGE) À LA CRÈME ET À LA CIBOULETTE

Préparation : 15 min.
Cuisson vapeur : 20 min.

À partir de 7 mois.

Ingrédients :

- 4 petites courges ;
- 4 c. à c. de crème fraîche épaisse ;
- 1 bouquet de ciboulette ;
- du sel et du poivre.

Couper un chapeau aux courges et en ôter délicatement les graines sans percer la peau, en laissant la chair.

Faire cuire à la vapeur les courges évidées, ainsi que leurs couvre-chefs, durant environ 15 à 20 minutes ; si la chair est tendre (vérifier avec une fourchette), les courges sont prêtes.

Verser alors dans chaque petite courge une cuillère à café de crème fraîche et saupoudrer de ciboulette, de sel et de poivre.

Recouvrir avec les couvre-chefs et servir aussitôt accompagné d'un ramequin de crème fraîche pour ceux qui souhaiteraient en ajouter un peu.

C'est un plat qui plaît, car chacun a sa « petite citrouille » !

POIRES RÔTIES AU GORGONZOLA SUR LIT DE SALADE

Préparation : 20 min.
Cuisson : 10 min.

À partir de 18 mois.

Ingrédients pour 4 personnes :
- 3 poires conférence ;
- 100 g de salade ;
- 100 g de gorgonzola coupé en dés ;
- 20 g de pignons ;
- 20 g de beurre ;
- 1 c. à s. de jus de citron ;
- du poivre.

Pour la vinaigrette :
- 3 c. à s. d'huile d'olive première pression à froid ;
- 1 c. à s. de vinaigre balsamique ;
- du sel et du poivre.

Préchauffer le four, thermostat 7 (210 °C).

Faire fondre le beurre, y ajouter le jus de citron.

Couper les poires en quartiers, les peler et les épépiner. Enduire les quartiers de beurre citronné. Les déposer dans un plat allant au four, poivrer (facultatif) et enfourner pour 10 minutes.

Laver et essorer la salade, la couper en lanières.

Faire la vinaigrette en mélangeant les ingrédients. Assaisonner la salade.

Sortir les poires du four et laisser tiédir.

Garnir les assiettes d'un lit de salade, y répartir les morceaux de poires, les dés de gorgonzola et les pignons de pin.

TOMATES À LA PROVENÇALE

Préparation : 10 min.
Cuisson : 25 min.

À partir de 9 mois.

Ingrédients pour 4 personnes :

- 4 grosses tomates fermes et mûres ;
- 6 c. à s. de chapelure ou de pain grillé écrasé ;
- 1 c. à s. d'huile d'olive première pression à froid ;
- du thym, du romarin, du persil.

Laver et couper les tomates en deux, les déposer (côté plat) dans une sauteuse et arroser d'huile d'olive. Lorsqu'elles sont dorées, les retourner, les saupoudrer d'herbes aromatiques et cuire à l'étouffée pendant 20 minutes.

Au moment de servir, recouvrir chaque demi-tomate de chapelure.

PORC À LA PROVENÇALE

Préparation : 10 min.
Cuisson : 20 min.

À partir de 12 mois.

Ingrédients pour 4 personnes :

- un reste de viande de porc (environ 300 g) ;
- 3 tomates ;
- ½ poivron rouge ;
- 1 oignon ;
- 1 c. à s. d'huile d'olive première pression à froid ;
- du persil.

Prendre un reste de viande de porc (côtes ou rôti) ; couper la viande en petits morceaux.

Laver et couper les tomates en rondelles, émincer le demi-poivron et l'oignon.

Mettre l'ensemble des légumes dans une sauteuse avec l'huile d'olive et faire revenir pendant 10 minutes à feu doux.

Lorsque les tomates sont cuites, ajouter le persil haché et la viande, remettre le couvercle et poursuivre la cuisson à feu doux pendant encore 10 minutes.

★ La matière grasse du porc se situe sous la couenne (autour de la viande). La graisse peut s'enlever facilement ; la viande est alors moins grasse.

POIRES ÉPICÉES

Préparation : 25 min.
Cuisson : 25 min.

À partir de 9 mois.

Ingrédients pour 4 personnes :

- 2 poires (suivant la saison : variété conférence ou président Héron) ;
- ½ citron ;
- 50 cl d'eau ;
- 30 g de sucre ;
- le zeste de ½ orange ;
- quelques copeaux de bâton de cannelle ;
- 1 pincée de muscade râpée ;
- 1 clou de girofle ;
- 10 grains de poivre rose.

Couper les poires en deux, les peler, les citronner (avec le demi-citron).

Mettre l'eau, le sucre, le zeste et les épices dans une casserole. Porter à ébullition et laisser infuser 10 minutes.

Mettre les poires citronnées dans le sirop et laisser pocher 15 minutes à léger frémissement.

Laisser refroidir dans le jus de cuisson.

Les poires sont prêtes pour accompagner un magret ou des aiguillettes de canard !

BALLOTINS DE MERLAN À LA FORESTIÈRE

Préparation : 25 min.
Cuisson : 17 min.

À partir de 18 mois.

Ingrédients pour 4 personnes :

- 400 g de filet de merlan (ou, à la place : cabillaud, colin) ;
- 8 feuilles de laitue lavées et essorées ;
- 250 g de champignons de Paris ;
- 1 tranche de pain (la mie) ;
- 5 cl de lait ;
- 1 blanc d'œuf ;
- 1 c. à s. de crème fraîche épaisse ;
- 1 c. à s. de jus de citron ;
- 1 c. à s. de ciboulette ciselée ;
- du sel et du poivre.

Nettoyer les champignons et les hacher.

Retirer la croûte du pain, émietter la mie et l'imbiber avec le lait.

Dans une poêle, faire revenir les champignons sans matières grasses pendant 5 minutes, en remuant régulièrement. Saler et poivrer.

Mixer le merlan par petites impulsions, mélanger avec la mie de pain essorée, la crème, les champignons, le blanc d'œuf, le jus de citron, la ciboulette, le sel et le poivre.

Répartir la préparation en parties égales au centre de chacune des 8 feuilles de salade, rouler chaque feuille et la ficeler avec un brin de raphia.

Faire cuire les ballotins 12 minutes dans le panier perforé d'un cuit-vapeur.

Servir chaud.

BOULGOUR AUX CHAMPIGNONS

Préparation : 10 min.
Cuisson : 25 min.

À partir de 18 mois.

Ingrédients pour 4 personnes :

- 250 g de boulgour ;
- 75 g de champignons de Paris ;
- 2 échalotes ;
- 3 c. à s. d'huile d'olive première pression à froid ;
- des herbes aromatiques (persil) ou des épices (coriandre) pour parfumer ;
- du sel et du poivre.

Couper les pieds des champignons et les passer sous l'eau, puis les détailler en lamelles. Éplucher et hacher les échalotes.

Mettre les légumes dans une sauteuse, les faire cuire à l'étouffée pendant 15 minutes. Lorsque c'est cuit et encore chaud, soulever le couvercle et recouvrir les champignons avec le boulgour. Ajouter un demi-verre d'eau de source. Il doit y avoir suffisamment de liquide (mais pas trop) pour permettre la cuisson du boulgour. Mélanger et poursuivre la cuisson pendant 10 minutes. Le liquide doit être absorbé et le blé concassé doit être tendre. Arroser d'huile d'olive et parsemer de persil ciselé ou de coriandre.

Saler et poivrer si nécessaire.

Recette facile à réaliser.

En accompagnement d'un morceau de poulet, d'une pintade ou d'un œuf à la coque et d'une bonne salade.

Variante : remplacer les champignons par des courgettes en petits morceaux.

PÂTISSON D'AUTOMNE

Préparation : 20 min.
Cuisson : 50 min.

À partir de 18 mois.

Ingrédients pour 4 personnes :

- 1 pâtisson ;
- 1 poignée de graines de tournesol ;
- 15 olives dénoyautées ;
- 2 oignons ;
- 1 c. à s. d'huile d'olive première pression à froid ;
- 1 c. à c. de cumin en poudre ;
- 3 c. à s. de crème fraîche épaisse ;
- ½ bouquet de persil ;
- de la ciboulette hachée ;
- du sel et du poivre.

Préchauffer le four, thermostat 6 (180 °C).

Laver le pâtisson, y découper un chapeau suffisamment large pour pouvoir l'évider lorsqu'il sera cuit.

Faire cuire le pâtisson à la vapeur pendant une demi-heure. La chair doit être tendre lorsque vous introduisez la lame d'un couteau. Retirer du feu. Lorsqu'il est refroidi, le vider complètement en ôtant ses graines. Réserver la chair.

Faire revenir les oignons finement émincés et attendris dans l'huile d'olive.

Mélanger la chair du pâtisson avec le persil lavé et ciselé, les olives, les oignons et le cumin. Remplir le pâtisson avec la farce obtenue, recouvrir du chapeau et mettre au four durant 20 minutes. Mélanger dans un petit ramequin la crème et la ciboulette ; ajouter sel et poivre si nécessaire. Au moment de servir, mettre le pâtisson et la crème sur la table. C'est prêt !

Le pâtisson peut être servi en entrée ou en plat de résistance ; il accompagnera un plat de pommes de terre en robe des champs.

Le pâtisson est beau, blanc crème, il ressemble à une fleur. Les enfants apprécient sa peau lisse, douce et ses formes arrondies.

MAQUEREAU À L'ÉTOUFFÉE

Préparation : 15 min.
Cuisson : 30 min.

À partir de 18 mois.

Ingrédients pour 4 personnes :

- 4 beaux filets de maquereau ;
- 6 pommes de terre ;
- 3 carottes ;
- 8 olives noires ;
- 2 oignons.

Éplucher et laver les pommes de terre et les carottes, les couper en lamelles.
Éplucher les oignons et les couper en rondelles.
Dans une sauteuse, déposer les légumes, ajouter un demi-verre d'eau et faire cuire à l'étouffée.
Après 20 minutes de cuisson, y déposer les filets de maquereau et les olives. Remettre le couvercle et poursuivre la cuisson encore 10 minutes à feu doux.

★ Le maquereau fait partie des poissons gras. Sa richesse en oméga 3 rend ce plat moelleux !
Le poisson cuit à l'étouffée (cuisson douce) garde ses propriétés nutritionnelles et culinaires.
Les enfants apprécient ce plat qui n'a pas de mauvaises odeurs.

POIRES HÉRISSONS

Préparation : 15 min.
Cuisson : 15 min.

À partir de 24 mois.

Ingrédients pour 4 personnes :

- 2 grosses et belles poires d'automne (exemple de variété : président Héron) ;
- 100 g d'amandes effilées ;
- 150 g de chocolat noir (55 ou 70 % de cacao) ;
- de la pâte d'amandes rose pour la décoration.

Éplucher les poires, les couper en deux dans le sens de la longueur et enlever le trognon et les pépins.

Les faire cuire à l'étouffée ou à la vapeur pendant 15 minutes et disposer chaque moitié de poire à plat dans une petite assiette.

Faire fondre le chocolat au bain-marie. Lorsqu'il est prêt, l'étaler avec une spatule sur chaque moitié de poire.

Décorer avec les amandes effilées que l'on pique dans chaque demi-poire en imitant les épines du hérisson.

Confectionner les yeux des hérissons avec de petites boules de pâte d'amandes.

Au goûter, pour un repas d'anniversaire, les hérissons peuvent être accompagnés de petites madeleines vou d'un gâteau au yaourt en forme de cœur.

Voilà une recette facile à réaliser avec les tout-petits. Ils mangeront les amandes en décorant les poires (mais sans en abuser !).

POMMES CUITES DE PABLO

Préparation : 10 min.
Cuisson : 30 min.

À partir de 6 mois.

Ingrédients pour 4 personnes :

- 4 pommes biologiques (des reinettes, par exemple) ;
- 1 c. à c. de cannelle ;
- 4 c. à c. de miel.

Préchauffer le four, thermostat 6 (180 °C).

Mettre les pommes dans une bassine, les laver et les essuyer. Les évider à l'aide d'un vide-pomme et les disposer dans un plat allant au four en prenant soin de piquer chacune d'elles avec une fourchette.

Glisser, au milieu de chaque pomme, un peu de cannelle et 1 cuillère à café de miel.

Mettre le plat au four pour 30 à 40 minutes, selon la taille des fruits.

Laisser tiédir.

Dessert léger qui a également sa place au petit déjeuner ou au goûter.

Les enfants apprécieront de gratter le plat (une fois refroidi) : la pectine de la pomme forme une gélatine sucrée qui a un goût de bonbon acidulé.

Variante : remplacer la cannelle par du gingembre râpé, mais attention, c'est piquant !

COMPOTE DE POIRES AU CITRON

Préparation : 10 min.
Cuisson : 30 min.

À partir de 6 mois.

Ingrédients pour 4 personnes :

- 5 poires ;
- 1 citron.

Éplucher et couper les poires en morceaux. Les faire cuire pendant 10 minutes dans une casserole à l'étouffée.
Les écraser avec le presse-purée. Ajouter le jus du citron et mélanger.

Les jours de fête, servir la compote accompagnée d'une crème fraîche fouettée.

Les poires sont douces, la saveur du citron les réveille un peu !

CLAFOUTIS AUX POMMES

Préparation : 20 min.
Cuisson : 30 min.

À partir de 24 mois.

Ingrédients pour 6 personnes :

- 300 g de flocons d'avoine ;
- ¾ de litre d'eau environ ;
- 500 g de pommes ;
- 1 c. à s. de miel ;
- 100 g de raisins secs ;
- 50 g d'abricots secs coupés en morceaux ;
- 100 g de noisettes en poudre ;
- 1 citron entier biologique ;
- 3 c. à s. de crème épaisse ;
- 1 c. à c. de cannelle ;
- 1 gousse de vanille ;
- 1 clou de girofle ;
- du beurre (pour le moule).

Préchauffer le four, thermostat 6 (180 °C).

Faire chauffer l'eau de source avec la gousse de vanille fendue en deux ; lorsque l'eau frémit, ajouter les flocons d'avoine. Laisser gonfler hors du feu pendant 10 minutes.

Retirer la gousse de vanille après l'avoir grattée sur les flocons.

Prélever le zeste du citron et presser le jus. Éplucher les pommes et les râper en fines lamelles. Les arroser du jus de citron, ajouter le zeste et laisser macérer avec le miel.

Dans un saladier, mélanger tous les ingrédients, en ajoutant la crème en dernier.

Beurrer un moule à gratin, y verser le mélange et passer au four 30 minutes.

✪ Un plat tonique et délicieux pour le petit déjeuner.

CRUMBLE À LA RHUBARBE ET AUX POMMES

Préparation : 20 min.
Cuisson : 25 min.

À partir de 24 mois.

Ingrédients pour 4 personnes :

- 6 tiges de rhubarbe ;
- 4 pommes ;
- 5 c. à s. d'amandes en poudre ;
- 150 g de beurre ou 2 verres d'huile d'amande ;
- 150 g de sucre roux ;
- 150 g de farine ;
- du beurre (pour le moule).

Préchauffer le four, thermostat 7 (210 °C).
Laver, effiler et couper la rhubarbe en petits tronçons de 2 cm.
Laver, éplucher et couper les pommes en petits morceaux.
Beurrer un plat à gratin, y déposer les morceaux de fruits en une couche épaisse.
Saupoudrer les fruits de poudre d'amandes.
Mélanger dans un récipient, avec les mains, le beurre ramolli (ou l'huile d'amande), la farine et le sucre.
Verser le mélange sur les fruits.
Mettre au four.
C'est prêt lorsque la pâte forme une croûte dorée.

Les enfants aiment mélanger tous les ingrédients avec leurs mains.

La rhubarbe s'effile en tirant sur le premier morceau coupé.
Épluchées et vidées, les pommes se coupent facilement en petits morceaux.

Agréable pour terminer un repas léger.
Pour les goûters ou les repas de fête, servir le crumble avec de la crème fraîche fouettée ou une boule de glace à la vanille.

GÂTEAU RUSTIQUE AUX POIRES

Préparation : 25 min.
Cuisson : 35 min.

À partir de 24 mois.

Ingrédients pour 4 personnes :

- 2 poires ;
- 100 g de sucre en poudre ;
- 200 g de farine ;
- ½ c. à c. de levure ;
- 200 g de beurre ;
- 1 citron pressé ;
- 30 g d'amandes effilées ;
- 1 pincée de sel ;
- 2 œufs ;
- du beurre et de la farine (pour le moule).

Préchauffer le four, thermostat 6 (180 °C).

Beurrer et fariner un moule.

Peler les poires, les couper en quartiers et les citronner pour éviter qu'elles ne noircissent.

Incorporer la levure à la farine ainsi qu'une pincée de sel.

Dans un saladier, fouetter les œufs entiers et le sucre jusqu'à obtenir une consistance crémeuse, ajouter le beurre ramolli et le mélange farine/levure. Bien travailler la pâte (son aspect n'est pas lisse mais, à la cuisson, elle va devenir homogène, donnant ainsi un gâteau bien moelleux).

Verser la moitié de la pâte dans le moule.

Disposer les quartiers de poires sur la pâte.

Recouvrir du reste de pâte et parsemer d'amandes effilées.

Mettre au four pour 35 minutes.

Démouler le gâteau et laisser refroidir sur une grille.

POMMES SURPRISE À LA CANNELLE

Préparation : 15 min. *À partir de 18 mois.*
Cuisson : 25 min.

Ingrédients pour 4 personnes :

- 4 grosses pommes golden ;
- 200 g de fromage blanc à 20 % en faisselle ;
- 1 c. à s. de sucre ;
- 1 œuf entier + 1 jaune ;
- 1 c. à c. de cannelle en poudre ;
- de l'extrait de vanille liquide ;
- 4 morceaux de papier sulfurisé.

Préchauffer le four, thermostat 6 (180 °C).

Laver et essuyer les pommes. Leur couper un chapeau à chacune. Les évider sans les percer en veillant à bien supprimer les pépins et les cloisons du trognon.

Dans un saladier, battre l'œuf entier et le jaune, ajouter le fromage blanc bien égoutté, la cuillère à soupe de sucre, la cannelle en poudre et quelques gouttes d'extrait de vanille.

Remplir les pommes avec ce mélange puis replacer les chapeaux dessus. Envelopper le tout de papier sulfurisé et déposer les papillotes dans un plat.

Glisser au four et cuire 25 minutes.

Servir tiède !

SORBET GLACÉ SANS SUCRE ET SANS CRÈME

Préparation : 15 min.
Attente congélation : 90 min.

À partir de 18 mois.

Ingrédients pour 4 personnes :

- 2 bananes mûres ;
- 150 g de fraises, ou de framboises, ou d'ananas de qualité et goûteux.

Couper les bananes en rondelles ainsi que les fruits choisis.
Les mettre dans une boîte hermétique au congélateur. Au moment de servir, placer tous les fruits dans un mixeur pour obtenir une pâte légère qui se tient. Pour chaque convive, verser 2 ou 3 cuillères à soupe de ce mélange dans un ramequin et servir avec un coulis de fruits ou des lamelles de fruits frais.
C'est prêt !

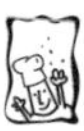 *Réalisation facile avec les enfants.*

RECETTES DE L'HIVER

L'hiver, c'est la saison froide où l'on est bien au chaud chez soi. Chacun essaie de composer avec les cucurbitacées (famille des courges) et les crucifères (famille des choux) des aliments et des plats cuisinés réjouissants, comme les potages ou les gratins.
C'est la saison des fêtes et des repas spéciaux qui se préparent dans la cuisine, et ça sent bon !

Liste des recettes

➔ *Les entrées*

➔ *Les plats*

➔ *Les desserts*

SALADE DE POMMES BRETONNE

Préparation : 20 min. *À partir de 12 mois.*

Ingrédients pour 4 personnes :

- 3 pommes biologiques (variété golden ou topaze, par exemple) ;
- 3 carottes ;
- 1 citron pressé.

Pour la vinaigrette :

- 1 c. à s. de crème fraîche épaisse ;
- 2 c. à s. d'huile de tournesol première pression à froid ;
- 2 c. à c. de gingembre frais râpé ;
- du sel.

Éplucher les carottes et les râper.
Éplucher les pommes, en enlever le trognon puis les couper en petits dés.
Arroser les pommes et les carottes de jus de citron pressé pour éviter qu'elles ne noircissent.
Préparer la vinaigrette en mélangeant les ingrédients.
Mélanger les pommes, les carottes et la vinaigrette.
Servir dans des petits bols individuels.

★ L'huile est un aliment cru et fragile. Une extraction de qualité, de « première pression à froid », permet de garder ses propriétés. Attention : le chauffage à plus de 50 °C peut détruire son potentiel nutritionnel. Nous avons tout intérêt à consommer régulièrement et en petite quantité de l'huile « première pression à froid ». Sa conservation à l'abri de la lumière la protège de l'oxydation.

SALADE D'ENDIVES À LA POMME

Préparation : 15 min.

À partir de 18 mois.

Ingrédients pour 4 personnes :

- 3 endives ;
- 1 pomme ;
- 1 citron ;
- 3 c. à s. d'huile d'olive première pression à froid ;
- 1 c. à s. de levure maltée ;
- du sel et du poivre.

Nettoyer les endives et les couper en tronçons.

Éplucher la pomme et la couper en lamelles.

Mélanger le tout, arroser de jus de citron et d'huile d'olive. Saler et poivrer. Saupoudrer de levure maltée.

POTAGE DE LENTILLES CORAIL

Préparation : 15 min.
Cuisson : 40 min.

À partir de 9 mois.

Ingrédients pour 4 personnes :

- 500 g de lentilles corail ;
- 1 carotte ;
- 1 oignon ;
- 2 branches de persil ;
- 1 c. à s. d'huile de tournesol première pression à froid ;
- du sel et du poivre.

Rincer les lentilles corail à l'eau froide.

Éplucher, laver et couper la carotte et l'oignon en petits morceaux.

Mettre les lentilles et les morceaux de carotte et d'oignon dans un faitout, recouvrir d'eau de source (+ 1 cm) et faire cuire de préférence à l'étouffée pendant 40 minutes.

Mixer, ajouter l'huile, le sel et le poivre, ainsi que de l'eau de source chaude si nécessaire pour délayer le potage, et parsemer de persil.

C'est prêt !

★ Les lentilles, légumes secs par excellence, se conservent et se préparent facilement. Elles permettent, les jours où les légumes frais sont épuisés à la maison, la préparation de plats simples, savoureux et variés.
Les lentilles corail cuisent très rapidement.
Les lentilles sont riches en fer et en vitamine B. Associées à une céréale, elles apportent des protéines végétales intéressantes.

SOUPE AU CHOCOLAT

Préparation : 15 min.
Cuisson : 40 min.

À partir de 24 mois.

Ingrédients pour 4 personnes :
- 1 litre de lait ;
- 6 c. à s. de cacao amer en poudre ;
- 5 c. à s. de sucre roux ;
- 4 tranches de pain complet ou de campagne.

Faire griller le pain et le couper en petits morceaux que l'on réserve.
Verser le lait dans une casserole et le faire tiédir.
Verser petit à petit le cacao en poudre et remuer. Faire chauffer le mélange en y ajoutant le sucre.
Fouetter jusqu'à ébullition.
Lorsque le mélange est bien onctueux, le verser dans une soupière.
Verser les morceaux de pain sur le chocolat chaud et servir.

Un délice pour les gourmands le soir de la Saint-Nicolas ou à Noël.

POTAGE NAVETS-CAROTTES

Préparation : 10 min.
Cuisson : 45 min.

À partir de 5 mois.

Ingrédients pour 4 personnes :

- 4 grosses carottes ;
- 2 navets ;
- 3 pommes de terre ;
- 2 oignons ;
- 1 c. à s. d'huile d'olive première pression à froid ;
- du sel et du poivre.

Éplucher et émincer les oignons ; les mettre de côté.

Éplucher, laver et couper les légumes en petits morceaux et les faire revenir dans une casserole. Recouvrir d'eau et faire cuire à l'étouffée pendant 45 minutes.

Faire revenir les oignons dans de l'huile d'olive.

Lorsque les légumes sont bien cuits, ajouter les oignons et passer le tout au moulin à légumes ou au mixeur. Si le potage est trop épais, ajouter de l'eau frémissante et remettre sur le feu quelques minutes.

Vérifier l'assaisonnement et servir avec une tranche de pain grillé.

C'est prêt !

Les jours de fête, faire gratiner au four.

Variante : les oignons peuvent être servis avec le pain grillé.

CRÈME DE CHOU-FLEUR

Préparation : 10 min.

Cuisson : 60 min.

À partir de 9 mois.

Ingrédients pour 4 personnes :

- 1 chou-fleur de taille moyenne ;
- 20 g de beurre ;
- 2 c. à s. de farine ;
- du sel et du poivre ;
- du persil ciselé.

Laver et séparer le chou-fleur en petits bouquets. En garder quatre pour la décoration. Faire cuire le reste à l'étouffée avec 1 verre d'eau ou à couvert avec 4 verres d'eau, 50 minutes, et réserver.

Dans un faitout, faire fondre le beurre, y ajouter la farine et le jus de cuisson du chou-fleur. Faire cuire délicatement en remuant jusqu'à ce que le mélange épaississe.

Incorporer les bouquets de chou-fleur, bien mélanger. Faire cuire 10 minutes.

Passer au moulin à légumes et délayer avec de l'eau tiède progressivement pour que le mélange devienne onctueux. Saler et poivrer si nécessaire.

Au moment de servir, décorer avec les petits bouquets crus et le persil ciselé.

C'est prêt !

Lors de la cuisson à l'étouffée, la montée en température est progressive. Le temps de cuisson est donc toujours un peu plus long. Si vous utilisez un autre mode de cuisson, réduisez le temps de cuisson d'une dizaine de minutes.

Cette version « potage découverte » permet à certains enfants, récalcitrants à l'idée de manger du chou-fleur, de le découvrir avec un autre regard. Ils dégustent, curieux, ce potage inconnu pour en deviner les ingrédients, et l'apprécient !

POTAGE DE TOPINAMBOURS

Préparation : 10 min.
Cuisson : 90 min.

À partir de 18 mois.

Ingrédients pour 4 personnes :

- 400 g de topinambours ;
- 300 g de pommes de terre ;
- 1 gros oignon ;
- 1 c. à s. d'huile d'olive première pression à froid ;
- 1 c. à s. de cumin en graines ;
- du sel et du poivre.

Laver et faire cuire les topinambours et les pommes de terre à l'étouffée avec un demi-verre d'eau pendant 1 heure.

Éplucher les légumes encore tièdes, les couper en morceaux.

Éplucher l'oignon, le couper en lamelles.

Dans un faitout, faire fondre l'oignon dans l'huile d'olive, et ajouter le cumin pour qu'il libère son arôme. Ajouter les légumes et mouiller avec 1 litre d'eau de source. Faire cuire doucement pendant 30 minutes. Passer au moulin à légumes ou au mixeur, et allonger d'eau, si besoin, pour obtenir un potage onctueux.

Saler et poivrer si nécessaire.

★ Le topinambour est un tubercule riche en potassium et en fer. Il s'épluche difficilement cru. Sa saveur se rapproche de celle de l'artichaut ; il se prépare également en gratin ou à la crème.

LÉGUMES D'HIVER EN CROQ'

Préparation : 30 min. *À partir de 24 mois.*

Ingrédients pour 6 personnes :

- 1 tête de brocoli ;
- 1 petit chou-fleur ;
- 3 carottes ;
- 1 radis noir ;
- vinaigre ;
- 6 gressins nature.

Pour les sauces :

Sauce au roquefort

- 1 yaourt ;
- 2 c. à s. de roquefort.

Sauce à l'avocat

- 1 yaourt ;
- 1 c. à c. de citron ;
- ½ avocat bien mûr ;
- 1 c. à c. de fines herbes.

Séparer le brocoli et le chou-fleur en petits bouquets (garder les pieds les plus longs possible pour pouvoir les attraper et les tremper dans la sauce), les laver dans de l'eau vinaigrée et les laisser sécher.

Éplucher et laver les carottes et le radis noir, les couper en bâtonnets de 5 à 6 cm dans le sens de la longueur.

Présenter chaque type de légumes dans un petit bol.

Couper les gressins en deux et les disposer dans un verre.

Faire la sauce au roquefort : écraser le roquefort à la fourchette et mélanger avec le yaourt ; ajouter un peu d'eau de source, si nécessaire, pour que la sauce soit onctueuse.

Faire la sauce à l'avocat : écraser l'avocat à la fourchette et le mélanger au yaourt. Ajouter le citron et les fines herbes.

Installer ensemble sur un plateau les bols de légumes, le verre de gressins et les bols avec les sauces.

C'est parti pour un apéritif croquant !

Facile à réaliser, il se sert en entrée.

Apéritif plaisant et décontracté où chacun se sert. On ne s'inquiète pas si les enfants en mangent une grande quantité !

Savoureux et sain, il permet de découvrir et d'apprécier les légumes crus.

BLANCS DE POULET FARCIS AUX POIREAUX ET CITRON VERT

Préparation : 20 min.
Cuisson : 30 min.

À partir de 18 mois.

Ingrédients pour 4 personnes :

- 4 blancs de poulet ;
- 1 kg de poireaux ;
- 5 c. à c. d'huile d'olive première pression à froid ;
- 1 citron vert biologique ;
- 1 brin de romarin ;
- 1 gousse d'ail ;
- papier cuisson sulfurisé ;
- du sel et du poivre.

Préchauffer le four, thermostat 6 (180 °C).

Trancher les blancs de poulet dans l'épaisseur pour les ouvrir en deux (sans les détacher de manière à pouvoir les farcir). Les déposer ouverts entre deux feuilles de papier cuisson, puis aplatir à l'aide d'un rouleau à pâtisserie.

Éliminer les deux tiers du vert des poireaux. Les fendre dans la longueur, les laver et les couper en tronçons de 10 cm. Faire cuire 10 minutes à l'eau bouillante salée. Égoutter et rafraîchir sous l'eau froide. Égoutter de nouveau en pressant pour éliminer le maximum d'eau.

Peler et hacher l'ail.

Laver le citron vert. Enlever une bande sur deux du zeste et détailler le citron en rondelles épaisses.

Étaler les blancs de poulet sur le plan de travail, saler et poivrer, puis parsemer d'ail haché et de romarin.

Farcir les blancs de poulet avec les poireaux, les refermer et poser une rondelle de citron dessus.

Enduire un plat à gratin avec 1 cuillère à café d'huile d'olive, y ranger les blancs de poulet et arroser chacun avec 1 cuillère à café d'huile d'olive.

Mettre au four et cuire 20 minutes.

Servir chaud, arrosé du jus de cuisson.

AILES DE RAIES AU PARFUM D'ORANGE

Préparation : 20 min.
Cuisson : 40 min.

À partir de 18 mois.

Ingrédients pour 4 personnes :

- 4 ailes de raies sans peau ;
- 2 petites oranges ;
- 1 citron ;
- 800 g de pommes de terre à chair ferme ;
- 1 bouquet de menthe ;
- de la fleur de sel.

Rincer les ailes de raies sous l'eau froide.

Peler les pommes de terre, les laver, les couper puis les faire cuire à l'étouffée 30 minutes.

Brosser et rincer les oranges. En couper une en deux et la trancher finement. Prélever le zeste de la deuxième, le tailler en fines lanières, puis débiter les zestes en petits dés.

Ébouillanter les dés de zeste pendant 2 minutes. Les rafraîchir et les égoutter.

Poser les ailes de raies dans une sauteuse, les recouvrir de quelques feuilles de menthe et les faire cuire doucement à couvert pendant 10 minutes.

Poser délicatement une aile de raie sur chaque assiette et ajouter les pommes de terre.

Parsemer de dés de zeste d'orange et du reste de menthe ciselé. Saupoudrer de fleur de sel.

Presser le citron. Arroser de jus de citron et servir bien chaud, accompagné de rondelles d'orange.

C'est prêt !

La raie est un poisson blanc, presque « sans arête ». Parfumée à l'orange, elle plaît aux enfants.

La raie doit être d'une grande fraîcheur, elle se consomme de suite. Elle se conserve peu, car elle dégage vite une désagréable odeur d'ammoniac.

CABILLAUD SAUCE OSEILLE

Préparation : 10 min.
Cuisson : 15 min.

À partir de 12 mois.

Ingrédients pour 4 personnes :

– 4 tranches de cabillaud ;
– 8 feuilles d'oseille ;
– 2 c. à s. d'huile d'olive première pression à froid ;
– 1 citron.

Déposer les tranches de cabillaud dans la sauteuse, mettre le couvercle et faire cuire à l'étouffée, selon la grosseur des tranches, environ 10 minutes.
Laver et couper l'oseille en fines lanières, mélanger avec l'huile d'olive et le citron.
Retirer le jus de cuisson du poisson et arroser, à la place, avec la sauce à l'oseille, puis faire cuire 5 minutes.

En accompagnement de ce plat, vous ajouterez des pommes de terre ou du riz.
La cuisson à l'étouffée consiste à cuire le poisson, à feu doux et à couvert, dans des ustensiles appropriés qui conservent la chaleur. Il n'y a besoin d'aucune matière grasse. Les aliments sont savoureux et il n'y a pas de mauvaises odeurs.

L'oseille est une plante surprenante, sa saveur crue acidulée plaît beaucoup aux enfants qui la découvrent dans le jardin ! Cuite, son parfum devient subtil.

GRATIN DE POMMES DE TERRE

Préparation : 15 min.
Cuisson : 90 min.

À partir de 15 mois.

Ingrédients pour 4 à 6 personnes :

- 1 kg de pommes de terre ;
- ½ litre de lait de vache, de soja ou d'amande ;
- 2 gousses d'ail ;
- 2 oignons ;
- 150 g de comté râpé ;
- de la muscade ;
- du beurre (pour le plat) ;
- du sel et du poivre.

Préchauffer le four, thermostat 6 (180 °C).

Frotter un plat à gratin avec l'ail (fond et tour du plat), puis le beurrer.

Éplucher les pommes de terre, les laver, les essuyer et les couper en fines lamelles. Éplucher les oignons et les couper en tranches.

Déposer au fond du plat une couche d'oignons, puis une couche de pommes de terre. Recouvrir de comté et mettre de la muscade, saler et poivrer. Recommencer l'opération jusqu'à épuisement des ingrédients.

Verser le lait et cuire à four moyen pendant 90 minutes.

★ Accompagner ce plat d'une bonne salade.

La pomme de terre est un aliment nourrissant et agréable pour les enfants. Comme elle capte facilement les graisses, il faut éviter les fritures et privilégier des modes de cuisson sans trop de matières grasses.

GALETTES DE FLOCONS

Préparation : 30 min.
Cuisson : 10 min.

À partir de 18 mois.

Ingrédients pour 4 personnes :

- 2 carottes ;
- ¼ de céleri-rave (100 g) ;
- 200 g de flocons de céréale (épeautre ou avoine) ;
- 3 œufs ;
- 2 gousses d'ail ;
- 2 c. à s. d'huile d'olive première pression à froid ;
- 1 c. à c. d'épices (curry, coriandre, cumin) ;
- du sel et du poivre.

Éplucher les carottes et le céleri-rave, les laver et les râper.

Dans un saladier, mélanger les œufs, ajouter l'ail écrasé, les épices, les carottes et le céleri-rave râpés, les flocons de céréale, 2 cuillères à soupe d'huile, le sel et le poivre. Bien mélanger.

Déposer des tas de pâte sur la poêle préalablement huilée et chaude. Les aplatir pour en faire 4 galettes. Renouveler l'opération si nécessaire.

C'est prêt !

C'est rigolo de mélanger avec ses doigts, et en plus c'est bon !

En été, la courgette peut remplacer le céleri.

SAUCISSES AU CHOU VERT

Préparation : 15 min.
Cuisson : 25 min.

À partir de 24 mois.

Ingrédients pour 4 personnes :

- 4 saucisses longues fraîches ;
- ½ chou vert ;
- 1 poignée de raisins secs ;
- 2 c. à s. d'huile d'olive première pression à froid ;
- du sel et du thym.

Laver et couper le chou en fines lanières. Le faire cuire à l'étouffée avec les raisins pendant 25 minutes. Verser dans un plat, arroser d'huile d'olive, de thym et de sel (si nécessaire).

Piquer les saucisses, les faire cuire et les ajouter au moment de servir.

C'est prêt !

★ Le chou est servi sans être trop cuit, pour lui garder ses qualités nutritionnelles.

Vous pouvez remplacer les saucisses par des pommes de terre.

TAJINE DE POULET AUX OLIVES ET AU CITRON

Préparation : 15 min.
Cuisson : 60 min.

À partir de 18 mois.

Ingrédients pour 4 personnes :

- 400 g de blancs de poulet ;
- 300 g de carottes ;
- 200 g d'oignons ;
- 1 citron biologique ;
- 1 gousse d'ail écrasée ;
- 200 g de petites pommes de terre ;
- 80 g de pois chiches cuits ;
- 16 olives noires ;
- 1 c. à s. de graines de coriandre ;
- 1 c. à c. de gingembre en poudre ou râpé ;
- du sel et du poivre ;
- un plat à tajine (ou une sauteuse pour cuisson à l'étouffée).

Peler et laver les carottes, les couper en biseau. Peler les oignons et le citron et les couper en fines rondelles.

Éplucher et laver les pommes de terre, puis les couper en deux selon leur taille.

Émincer les blancs de poulet en morceaux.

Disposer l'ensemble des ingrédients, ainsi que les pois chiches, les olives, l'ail écrasé et les épices, dans le plat à tajine ou dans le faitout. Faire cuire doucement pendant 60 minutes.

Saler et poivrer si nécessaire.

Apporter le tajine sur la table.

Un véritable plat complet du Sud, agréable, parfumé et facile à réaliser.

HARICOTS BLANCS MIJOTÉS

Préparation : 15 min.
Attente : 3 h.
Cuisson : 60 min.

À partir de 9 mois.

Ingrédients pour 4 personnes :

- 500 g de haricots blancs ;
- 2 gousses d'ail ;
- du sel, du poivre, du thym ;
- 2 c. à s. d'huile d'olive première pression à froid.

Rincer et faire tremper les haricots blancs pendant une nuit (ou minimum 3 heures).

En les recouvrant d'eau de source (+ 1 cm), les faire cuire à l'étouffée avec les gousses d'ail et le thym pendant 1 heure voire plus si vous les aimez moelleux. Saler et poivrer si nécessaire.

Au moment de servir, arroser avec un filet d'huile d'olive.

Ce plat de légumineuses est riche en protéines végétales ; il sera accompagné de tranches de pain de campagne grillées et d'une bonne salade.

Les gourmands apprécient la tranche de pain grillée, arrosée d'un filet d'huile d'olive, sur laquelle on étale les haricots blancs écrasés en purée.

PURÉE AUX LÉGUMES D'HIVER

Préparation : 30 min.
Cuisson : 60 min.

À partir de 9 mois.

Ingrédients pour 4 personnes :

– 1 céleri-rave ;
– 800 g de pommes de terre à purée ;
– 20 g de beurre ;
– ½ litre de lait ;
– du sel et de la muscade.

Éplucher les pommes de terre et le céleri-rave, et les couper en petits morceaux.
Ajouter un verre d'eau et faire cuire à l'étouffée pendant 60 minutes.
Passer les légumes à la moulinette.
Délayer avec le lait chaud, puis ajouter le beurre, le sel et la muscade au moment de servir.

FROMAGE BLANC AUX ÉPICES

Préparation : 20 min. *À partir de 15 mois.*

Ingrédients pour 4 personnes :

- 4 feuilles de brick ;
- 200 g de fromage blanc onctueux ;
- 50 g de raisins secs ;
- 2 c. à c. de miel liquide ;
- 1 c. à c. de cannelle ;
- 1 c. à c. de quatre épices (facultatif) ;
- 10 g de beurre ;
- du sucre glace.

Faire tremper les raisins secs dans de l'eau tiède (en conserver quelques-uns pour la décoration finale), les égoutter puis les mélanger au fromage blanc avec la cannelle et les quatre épices. Mettre au frais.

Découper (selon la taille des ramequins) et beurrer les feuilles de brick ; puis les mettre dans des ramequins quelques minutes au four pour les faire colorer.

Retirer des ramequins les feuilles de brick colorées.

Mettre chaque coupelle de brick obtenue dans une assiette, garnir du fromage blanc préparé ci-dessus et y verser une demi-cuillère à café de miel liquide.

Disposer quelques raisins secs sur l'assiette (trois par exemple) et tamiser un peu de sucre glace sur le rebord pour la décorer (si vous en avez, ajoutez des bâtons de cannelle).

Un dessert simple qui présente bien.

GÂTEAU MOUSSE AU CHOCOLAT ET AUX NOIX

Préparation : 30 min.
Cuisson : 30 min.

À partir de 24 mois.

Ingrédients pour 6 personnes :

- 100 g de noix ;
- 100 g de chocolat noir (minimum 55 % de cacao) en tablette ;
- 50 g de sucre roux ;
- 4 œufs ;
- ½ tasse de café noir ;
- 1 pincée de sel.

Pour la décoration :

- 80 g de chocolat noir ;
- 12 cerneaux de noix ;
- 1 c. à s. de crème fraîche épaisse.

Préchauffer le four, thermostat 5 (150 °C).

Décortiquer les noix et broyer-les.

Séparer les blancs des jaunes d'œufs.

Mettre le chocolat en morceaux dans une casserole avec le café et faire fondre délicatement au bain-marie.

Mélanger les jaunes au sucre, avec un fouet, jusqu'à obtenir un mélange mousseux auquel on ajoute les noix broyées et le chocolat fondu.

Ajouter le sel dans les blancs d'œufs et les monter en neige ferme avec un batteur.

Incorporer délicatement les blancs en neige au mélange de noix et de chocolat.

Verser le tout dans un moule à gâteau préalablement beurré.

Enfourner pour 30 minutes.

Démouler et laisser refroidir.

Pour la décoration :

Mettre le chocolat en morceaux dans une casserole avec la crème et laisser fondre délicatement au bain-marie.

→

Une fois le mélange lissé, étaler sur le gâteau à la spatule et disposer les cerneaux de noix.
C'est prêt !

Un gâteau sans farine, léger, moelleux et agréable en fin de repas. Une valeur sûre pour les gourmands !
Lors d'un goûter, il accompagnera une compote de poires.

Les enfants apprécieront de casser les noix avec vous ou, s'ils sont plus petits, de les ouvrir. Ce sera l'occasion d'en grignoter quelques-unes et d'en mettre de côté pour la salade du lendemain.

Préférez les noix entières, plus fraîches, que vous garderez six mois dans un endroit sec. Début septembre, profitez des noix fraîches de la nouvelle récolte. Seule période où la noix se laisse déshabiller, elle vous laissera découvrir une saveur douce, laiteuse et parfumée qu'elle ne garde que pendant deux à trois semaines.

ORANGE SOUFFLÉE

Préparation : 15 min.
Cuisson : 30 min.

À partir de 18 mois.

Ingrédients pour 4 personnes :

- 4 grosses oranges biologiques à peau épaisse ;
- 2 œufs ;
- 30 g de sucre en poudre ;
- 20 g de crème de riz ou de Maïzena.

Préchauffer le four, thermostat 7 (210 °C).

Couper le chapeau de chaque orange et retirer une mince rondelle à la base afin que les oranges tiennent bien « debout ».

Évider la chair des oranges. Presser la chair obtenue et filtrer le jus alors recueilli.

Séparer les jaunes des blancs d'œufs.

Mélanger les jaunes d'œufs avec le sucre et la crème de riz.

Délayer avec le jus d'orange. Faire chauffer ce mélange à feu doux en remuant.

Retirer du feu quand le mélange épaissit.

Battre les blancs en neige ferme, puis les incorporer au mélange.

Répartir le mélange dans les oranges.

Faire cuire au four 20 minutes.

Servir chaud.

L'aide d'un adulte est nécessaire pour évider les oranges.

GRATIN AUX ORANGES

Préparation : 15 min.
Cuisson : 10 min.

À partir de 18 mois.

Ingrédients pour 4 personnes :

- 6 oranges ;
- 2 c. à s. de crème fraîche liquide ;
- 3 jaunes d'œufs ;
- 3 c. à s. de sucre de canne.

Peler les oranges à vif (en enlevant la peau blanche) avec un couteau bien aiguisé, puis les couper en rondelles (mettre deux rondelles de côté pour faire du jus). Arroser les autres de 2 cuillères à soupe de sucre.

Presser les deux rondelles restantes dans les mains et récupérer le jus.

Dans un grand bol, mélanger les jaunes d'œufs, le sucre restant, la crème et 4 cuillères à soupe du jus d'orange obtenu.

Mettre le bol au bain-marie et fouetter énergiquement : le mélange doit devenir mousseux.

Retirer du feu.

Allumer le four sur la position « gril ».

Mettre les oranges dans un plat à gratin, recouvrir de la crème aux œufs obtenue et enfourner quelques minutes pour que le gratin soit bien doré.

Servir aussitôt.

C'est prêt !

Attention, les enfants ne sont peut-être pas assez grands pour découper les oranges au couteau !

Les blancs peuvent être utilisés pour une autre recette, par exemple une mousse au chocolat.

PÂTE SABLÉE

Préparation : 20 min.
Attente : 2 h.
Cuisson : 10 min.

À partir de 18 mois.

Ingrédients pour 30 à 40 petits gâteaux :

- 1 œuf ;
- 250 g de farine ;
- 125 g de sucre semoule ;
- 125 g de beurre ramolli ;
- 1 pincée de sel ;
- du beurre (pour la plaque du four).

Travailler l'œuf, le sucre et le sel jusqu'à ce que le mélange devienne mousseux.
Ajouter la farine, puis mélanger. Effriter la préparation ; la pâte prend un aspect granuleux.
Incorporer le beurre ramolli en pétrissant.
Former une boule (qui ne doit pas coller aux doigts) et mettre au réfrigérateur pendant 2 heures.
Préchauffer le four, thermostat 5 (150 °C).
Fariner le plan de travail, étendre la pâte au rouleau puis former des petits gâteaux avec un verre ou un emporte-pièce.
Disposer les sablés sur la plaque beurrée du four. Les sablés sont bons lorsqu'ils sont dorés, soit en 10 minutes environ.
Laisser refroidir sur une grille.

Pour réussir les sablés, il faut travailler la pâte rapidement, sans excès, et rajouter un peu de farine si le résultat est trop mou.

Confiez aux enfants la réalisation de la décoration ou d'une partie de la pâte. C'est un moment de détente ; même les tout-petits sont ravis : ils touchent avec leurs doigts, pataugent et se salissent. Cela fait partie de la découverte.

LES SABLÉS DE SAINT NICOLAS

Préparation : 10 min.
Cuisson : 10 min.

À partir de 24 mois.

Ingrédients pour 30 à 40 croquants :

- de la pâte sablée (dans les mêmes proportions que la recette précédente) ;
- 1 c. à c. de cannelle en poudre ;
- 1 poignée d'amandes mondées en petits morceaux et de noisettes ;
- 2 c. à s. de morceaux confits d'orange, de citron ou de gingembre.

Diviser la pâte sablée en trois parts égales.

Part 1 : ajouter la cannelle. Étaler au rouleau et former les croquants à l'emporte-pièce.

Part 2 : étaler la pâte, réaliser des formes à l'emporte-pièce et déposer sur chaque croquant des petits morceaux d'amandes et une noisette.

Part 3 : mélanger les fruits confits à la pâte puis étaler au rouleau ; réaliser des formes à l'emporte-pièce.

Faire cuire les croquants comme des sablés.

★ Les croquants se conservent facilement quelques jours dans une boîte en fer hermétique.

Une variante des petits sablés pour l'avant-Noël.

LES BOTTEREAUX DE MAMIE

Préparation : 30 min.
Attente : 3 h.
Cuisson : 30 min.

À partir de 24 mois.

Ingrédients pour la réalisation de 2 saladiers de bottereaux :

- 500 g de farine ;
- 120 g de sucre ;
- 120 g de beurre ;
- 4 œufs ;
- ½ c. à c. de sel ;
- 1 sachet de levure ;
- 1 sachet de sucre vanillé ;
- ½ verre de rhum ;
- 2 c. à s. de lait ;
- 1 ou 2 pains d'huile de palme pour la friture.

Mettre la farine et la levure dans un saladier, mélanger, faire une fontaine et y verser dans l'ordre les ingrédients suivants : le beurre fondu (mais pas chaud), les œufs, le lait. Mélanger le tout.

Ajouter ensuite le sucre, le rhum et le sel.

Travailler la pâte en partant du centre vers les bords.

Laisser reposer au moins 3 heures au frais.

Étaler la pâte et la découper en lui donnant des formes selon l'inspiration.

Jeter les morceaux dans l'huile de friture chaude. Retourner dès coloration.

Retirer les bottereaux dès qu'ils ont une belle couleur.

Saupoudrer de sucre vanillé.

Les bottereaux se font pendant les vacances de février. Tous les enfants y participent : les grands font la pâte, les petits découpent des formes et l'adulte s'occupe de la friture.

Autant faire une grande quantité de pâte (pour 1 voire 2 kg de farine). Les bottereaux se conserveront une semaine dans une boîte hermétique. Il est de coutume que le plus jeune cuisinier offre une assiette garnie de petits gâteaux à ses voisins. Les mamies sont ravies et cela part très vite !

PALETS CHOCO-RAISINS

Préparation : 20 min.
Attente : 3 h.
Cuisson : 5 min.

À partir de 24 mois.

Ingrédients pour une vingtaine de palets environ :

- 200 g de chocolat noir à 55 ou 70 % de cacao, en tablette ;
- 1 noix de beurre ;
- 200 g de fruits secs : raisins de Corinthe, amandes mondées, noisettes, abricots secs et noix ;
- 1 feuille de papier sulfurisé.

Couper les abricots en petits morceaux.

Casser le chocolat en morceaux dans une casserole, ajouter 1 cuillère à soupe d'eau et faire fondre à feu doux. Lisser le chocolat fondu.

Étaler du papier sulfurisé sur une plaque et faire des petits tas de chocolat que l'on lisse avec un doigt beurré.

Recouvrir de fruits secs et de cerneaux de noix. Tapoter et aplatir avec une cuillère.

Mettre au réfrigérateur et laisser durcir pendant 3 heures.

★ Une façon d'apprécier les fruits secs. Les palets accompagneront la tranche de pain du goûter.

Annexes

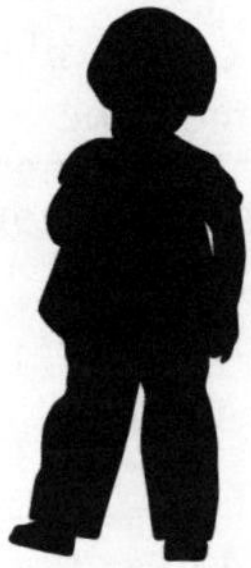

Annexe 1
Calendrier d'introduction des aliments

Âge minimal	Aliments
Avant 4 mois	Allaitement, ou lait infantile biologique, ou lait infantile hypoallergénique*.
4 mois	Farine sans gluten et non mélangée (riz, avoine, millet, maïs, sarrasin). Fruits (pomme, poire) ou légumes (carotte, courgette) Aliments de qualité (sans pesticides) préparés à la maison.
5 mois	Farine sans gluten. Fruits (pomme, poire, coing, banane) ou légumes (blanc de poireau, brocoli, asperge, artichaut, potimarron, navet) Aliments de qualité (sans pesticides) préparés à la maison. Jus de fruits frais (raisin ou pomme) coupé avec de l'eau de source. Faisselle de chèvre. Huile de tournesol ou d'olive première pression à froid. Purée d'amandes.
6 mois	(Début des aliments solides non préparés à la maison.) Fruits de saison et jus de fruits frais (sauf exotiques). Légumes : pomme de terre, chou-fleur, tomate (sans la peau), haricot vert. Farine de céréale, semoule de blé ou de maïs (une seule céréale à la fois). Jaune d'œuf cuit. Fromage blanc.

→

* Le lait hypoallergénique est un aliment à protéines hydrolysées, fabriqué industriellement et destiné aux nouveau-nés allergiques ou avec antécédents allergiques familiaux.

8 mois	Légumes secs bien cuits et en petite quantité (lentilles), associés à une céréale pour profiter de l'apport en protéines (ex. : lentilles-riz).
9-10 mois	Viande (veau, poulet) et poisson, de temps en temps et en petite quantité. Fruits secs : abricots, pruneaux, figues.
1 an	Lait entier frais (préférable au lait UHT). Viande (porc) et poisson. Œuf entier, tofu (fromage de soja). Tous les fruits (sauf exotiques : kiwi, etc.).
1 an et demi	Chocolat.
2 ans	Charcuterie, pâtisseries, jus de fruits du commerce (le tout modérément).
3 ans	Cacahuètes, noisettes, moutarde, etc.

Annexe 2
Les aliments de saison

Au printemps, vous trouverez...
... les légumes nouveaux tant attendus, sucrés et croquants !

Les premiers petits pois frais, les carottes nouvelles ; profitez-en tout de suite, car la saison n'est pas très longue !
Vive les cerises et les fraises !

Mars	Avril	Mai
Les légumes		
Artichaut Cardon Chou de Bruxelles Concombre Navet Oseille Panais Salades : romaine, scarole, pissenlit, mâche Salsifis Topinambour	Artichaut Asperge Carotte Concombre Laitue Morille Salades : romaine, scarole, pissenlit, mâche	Artichaut Asperge Carotte Concombre Épinard Fève Haricot vert Morille Oignon nouveau Panais Pois vert Salades : laitue, romaine, pissenlit Tomate
Les fruits		
Banane Datte Mandarine Orange Poire Pomme	Banane Datte Mandarine Orange Poire Pomme	Banane Cerise Fraise

En été, vous trouverez…
… beaucoup de légumes verts et de fruits rouges !

La saison des cueillettes en famille ; écosser, équeuter…
L'abondance des fruits rouges et juteux que vous pourrez mettre en conserves !

Juin	Juillet	Août
Les légumes		
Artichaut Asperge Blette Cardon Carotte Concombre Courgette Fève fraîche Haricot vert Oseille Panais Pois frais Pomme de terre Salades : romaine, scarole Tomate	Artichaut Asperge Aubergine Blette Cardon Carotte Concombre Courgette Épinard Fève fraîche Haricot vert Oseille Panais Pois frais Poivron Pomme de terre Salades : romaine, scarole Tomate	Artichaut Asperge Aubergine Blette Cardon Carotte Concombre Courgette Épinard Fève fraîche Haricot vert Lentille fraîche Oseille Panais Poivron Pomme de terre Salades : romaine, scarole Tomate
Les fruits		
Abricot Amande fraîche Cerise Fraise Framboise	Abricot Amande fraîche Cassis Cerise Fraise	Abricot Amande fraîche Banane Cassis Cerise

→

Groseille Melon Rhubarbe	Framboise Groseille Melon Pêche Prune Rhubarbe	Figue fraîche Fraise Framboise Groseille Melon Mûre Pêche Pomme Prune Raisin Rhubarbe

En automne, vous trouverez…
… des légumes et des fruits qui se conservent !

Les cucurbitacées, tout en formes et en couleurs…
Les fruits d'automne, que vous consommez fraîchement cueillis ou que vous faites sécher pour l'hiver.

Septembre	Octobre	Novembre
Les légumes		
Artichaut Blette Cardon Carotte Citrouille et cucurbitacées Concombre Courgette Haricot vert Oseille Pois vert Pomme de terre Salade : scarole Salsifis Tomate	Artichaut Blette Betterave Cardon Carotte Céleri-rave Chou de Bruxelles Chou-fleur Citrouille et cucurbitacées Courgette Endive Épinard Haricot vert Panais	Artichaut Cardon Carotte Céleri-rave Champignon Chou-fleur Citrouille et cucurbitacées Endive Flageolet Haricot blanc Panais Pomme de terre

→

	Pomme de terre Salades : romaine, scarole Tomate	Salades : mâche, romaine, scarole
	Les fruits	
Amande fraîche Banane Figue fraîche Fraise Framboise Melon Mûre Noisette fraîche Noix fraîche Olive Poire Pomme Prune Raisin	Amande fraîche Banane Châtaigne Coing Figue fraîche Nèfle Noisette fraîche Noix fraîche Olive Orange Poire Pomme Raisin	Banane Châtaigne Coing Datte Figue fraîche Grenade Olive Orange Poire Pomme

En hiver, vous trouverez…
… les légumes de potage et les spécialités régionales !

Les salades d'hiver sont nombreuses, avec des endives pour leur amertume !
Les poireaux se glissent dans les potages, se mangent en vinaigrette ou en gratin.
Les fruits frais viennent de loin, du soleil !

Décembre	Janvier	Février
	Les légumes	
Betterave Cardon Céleri-rave	Betterave Cardon Céleri-rave	Betterave Cardon Céleri-rave

→

Chou-fleur Citrouille et cucurbitacées Crosne Endive Oseille Poireau Salades : mâche, scarole Salsifis	Chou-fleur Citrouille et cucurbitacées Crosne Endive Oseille Poireau Salades : pissenlit, mâche, scarole Salsifis Topinambour	Chou-fleur Citrouille et cucurbitacées Crosne Endive Oseille Poireau Salades : pissenlit, romaine, mâche, scarole Salsifis Topinambour
	Les fruits	
Ananas (des îles) Châtaigne Datte Grenade. Kiwi	Datte Châtaigne Kaki du Japon Kiwi Mandarine	Châtaigne Datte Kaki du Japon Mandarine Orange
Mandarine Nèfle Orange Poire Pomme	Orange Poire Pomme	Poire Pomme

Annexe 3
Les modes de cuisson

Modes de cuisson	Risques	Avantages	Inconvénients
L'autocuiseur	Accident. Brûlures.	Cuisson rapide.	Température trop élevée qui détruit certains composés des aliments.
Le four à micro-ondes	Accident. Brûlures. Ondes néfastes.	Moins de vaisselle. Décongélation.	Modification de la structure de l'aliment, qui perd ses qualités nutritives et sa couleur.
L'étouffée	Néant.	Préserve la saveur, l'intégrité et le maximum de qualité des aliments. Cuisson saine sans matières grasses. Pas d'odeur. Cuisson économique, tous feux éteints lorsque la chaleur atteint 80 °C. Plat directement sur la table.	Investissement élevé dans du matériel de cuisson à fond épais en Inox 10/18.
La vapeur	Accident. Brûlures.	Préserve la saveur des aliments. Cuisson sans matières grasses.	Déperdition des vitamines liposolubles et de certains minéraux. Investissement dans du matériel de cuisson adapté. Ne pas utiliser l'eau de cuisson.

→

Le gril	Accident. Brûlures.	Convivial.	Carbonisation des aliments en surface et apparition de substances cancérigènes. Après la cuisson, s'accompagne souvent de sauce grasse (mayonnaise, ketchup).
La friture	Accident. Brûlures. Toxicité de l'huile réutilisée plusieurs fois.	Convivial.	Aliments gras. La température élevée ne préserve pas la qualité intrinsèque des aliments. Après la cuisson, s'accompagne souvent de sauce grasse (mayonnaise, ketchup). Les odeurs.
Le four	Température (220 °C).	Pratique. Convivial dans la finition et dans la présentation de certains plats. Aspect croustillant.	Éviter les températures trop élevées qui détériorent la qualité des aliments (il ne faudrait pas dépasser 200 °C).
La poêle	Température (300 °C).	Permet de saisir les aliments.	Selon le matériel, utilisation de matières grasses ou détérioration du revêtement antiadhésif (Téflon). Cuisson à feu vif.
La papillote	L'aluminium qui touche les aliments peut entraîner des intoxications.	Simple. Préparation saine et savoureuse si vous utilisez du papier sulfurisé. Utilisation d'herbes aromatiques.	Utiliser du papier cuisson non toxique (sulfurisé par exemple).

→

Le wok	Température élevée.	Cuisson rapide si les aliments sont découpés en petits morceaux. Utilisation de peu de matières grasses. Adapté pour la cuisine asiatique.	Investissement dans du matériel adapté.

Annexe 4
Les règles d'une alimentation goûtée et équilibrée

DES ALIMENTS SOLIDES POUR APPRENDRE À MASTIQUER

Dès que les dents sont présentes, l'enfant peut délaisser les bouillies. Il commence tout doucement à manger des aliments contenant des morceaux, des bouillies plus épaisses, du fruit cuit, etc. C'est l'apprentissage de la mastication. Le fait de bien broyer les aliments permet une meilleure action des enzymes salivaires, ce qui facilite le travail au niveau de l'estomac. L'implantation des dents et leur solidité en dépendent. Par ailleurs, il est aisé d'apprendre à mastiquer dès le plus jeune âge, car ensuite c'est plus difficile. Mâcher les crudités en activant bien notre mâchoire contribue à l'entretien de notre dentition.

QUATRE REPAS PAR JOUR, À HEURES RÉGULIÈRES

La collation à l'école n'est pas nécessaire ; elle participe à la mise en place de mauvaises habitudes alimentaires.
Attention, les grignotages entre les repas constituent parfois un cinquième, voire un sixième repas. L'enfant doit apprendre à manger, confortablement assis à table, sans sollicitation extérieure (type télévision), dans le calme.

UN VRAI PETIT DÉJEUNER

Il se prend, dans la mesure du possible, avec l'adulte, qui prépare le repas. 93 % des enfants prennent un petit déjeuner. C'est le repas le plus important de la journée, qui va permettre d'assurer la croissance et l'éveil en classe.

Le petit déjeuner comprend : un fruit frais de saison, une boisson chaude, des céréales ou du pain (les moins raffinés possible), des fruits secs en petite quantité. L'enfant qui aura pris cette bonne habitude la conservera plus naturellement à l'adolescence, puis à l'âge adulte.

LE GOÛTER AVANT 18 HEURES !

Il se compose de pain ou de céréales, accompagnés d'un morceau de chocolat et d'un fruit. Il reste ouvert sur des saveurs différentes en se renouvelant quotidiennement.

UN DÎNER LÉGER

Il facilite le sommeil et un bon réveil avec la sensation de faim. Privilégier les protéines végétales en associant les légumineuses et les céréales.

L'EAU, LA BOISSON JOURNALIÈRE

En dehors des repas, c'est l'eau qui désaltère. Les boissons sucrées sont réservées aux jours de fête. Un soda (ou toute autre boisson sucrée) contient au minimum 110 g de sucre par litre.

LES SUCRERIES S'APPRÉCIENT LORSQU'ELLES SONT RARES ET DE QUALITÉ

Attention aux édulcorants, arômes, conservateurs et autres produits toxiques dissimulés dans les friandises et desserts pour enfants. Lorsqu'ils sont interdits, comme l'aspartame, pour les jeunes enfants, ils sont également nocifs pour les plus de 3 ans !

PARTICIPER À LA RÉALISATION DES PLATS POUR APPRENDRE À AIMER UN ALIMENT

La découverte sensorielle des aliments commence avec les yeux lors des promenades au jardin ou sur le marché.

L'enfant s'habitue peu à peu et à son rythme aux aliments qu'il voit, sent et goûte. C'est un apprentissage par mimétisme. En regardant les adultes qui l'entourent, il s'habitue à manger avec une fourchette les aliments présents sur la table familiale.

PRIVILÉGIER LA CONSOMMATION DU POISSON ET DES PROTÉINES VÉGÉTALES

Les protéines sont présentes dans de nombreux aliments : viande, poisson, produits laitiers, œufs, légumineuses. Il faut limiter la consommation des protéines animales (1 fois par jour) et privilégier la consommation de poisson (3 fois par semaine), riche en acides gras protecteurs (oméga 3). Les légumineuses, lorsqu'elles sont associées aux céréales, apportent des protéines végétales.

L'APPRENTISSAGE ALIMENTAIRE SE CONSTRUIT JOUR APRÈS JOUR

Ce que l'enfant n'aime pas aujourd'hui, si vous lui proposez à nouveau, il pourra l'aimer demain. L'important est de garder la porte des saveurs ouverte et de ne pas l'enfermer dans des goûts et des dégoûts définitifs.

TABLE DES MATIÈRES

Achevé d'imprimer en mai 2010
sur les presses de la Nouvelle Imprimerie Laballery – 58500 Clamecy
Dépôt légal : mai 2010 Numéro d'impression : 004216

Imprimé en France

La Nouvelle Imprimerie Laballery est titulaire de la marque Imprim'Vert®